Danke

Ich danke meinen Kindern, die mir beharrlich den Weg in die Klinik bereitet haben.

Ich danke meinem Mann, ohne den ich es nicht geschafft hätte.

Ich danke für die Menschlichkeit aller Mitarbeiter der Psychosomatischen Klinik, die mich aufgefangen haben.

Ich danke meinen Mitpatienten, die mir das Gefühl gaben, nicht alleine zu sein, vor allem Steffi, Lissa und Joachim.

Ich danke meinem Psychotherapeuten Herrn Wenz, der mir 13 Wochen lang zugehört hat.

Und ich danke Gott, dass ich wieder da bin, dass ich wieder ich bin.

Hilfe anzunehmen war meine größte Herausforderung.

Karina Krause

Waffeltag

Mein Weg aus dem Burnout

und der Depression

© by rina-verlag

1. Auflage 2011

Alle Rechte vorbehalten

Druck und Bindung: PRESSEL

Printed in Germany

ISBN 978-3-9814474-1-4

Inhalt

Prolog

Viele unangenehme Dinge haben sich in vielen Jahren ereignet. Probleme, die nicht verarbeitet sind. Kämpfe, die nicht gewonnen sind und Belastungen, die erdrücken. Somatische (körperlichen) Erkrankungen, die zusätzlich den psychischen Belastungen ausgesetzt sind und Gefühle, die nicht mehr vorhanden sind. Es ist die Machtlosigkeit des Körpers, nicht mehr funktionieren zu können.

Mein Nervenkostüm ist sehr dünn geworden. Ich bin einer Ohnmacht näher, als ich es mir zugestehen will. Um dies alles zu verarbeiten, muss und werde ich schreiben. Ich sehe dies als eine Art der Selbsttherapie. Meine Schubladen, in denen ich den ganzen psychischen Müll verstaut habe, lassen sich weder schließen noch öffnen. Das Bewusstsein, Hilfe in Anspruch zu nehmen, habe ich erst sehr spät, fast zu spät, erlangt. Mit diesem Buch möchte ich Betroffenen und Angehörigen die Augen öffnen, dass auch „Schauspieler", wie ich es bin, irgendwann deutliche Anzeichen für die Krankheit ihrer Seele zum Ausdruck bringen. Sie können es nicht mehr wie gewohnt verbergen. Das Gefühl, ständig stark sein zu müssen und die Tatsache, dass alle Energie verbraucht ist und man nur noch auf Reserve läuft, führt zwangsläufig zum Zusammenbruch. Ich nenne diesen Zustand AUSGEBRANNT.

1. Kapitel

Heute habe ich trotz meiner Aversion um 8.00 Uhr einen Notfalltermin bei einem Psychiater bekommen, den ich nicht kenne und der 15 km von meinem Wohnort entfernt praktiziert. Meine Schwiegertochter Anni begleitet mich, so wie auch schon unzählige Male zuvor bei Arzt- und Psychologenterminen. Um 7.15 Uhr hole ich Anni mit dem Auto ab und steige auf den Beifahrersitz, da ich ihr zu unsicher und zu unkonzentriert fahre. Das ist mir ganz Recht, denn die nervliche Belastung hinsichtlich des bevorstehenden Besuchs ist sehr groß. Mein Husten, den es laut diversen Untersuchungen eigentlich nicht gibt und der mich seit fast 3 Jahren begleitet, meldet sich wieder. Es ist Herbst und für Anfang Oktober sehr kalt geworden. Noch kälter, als ich mich fühle.

Die Treppe hinauf bis zur Praxis ist mit leichter Atemnot geschafft. Im Wartezimmer sitzt bereits eine Frau, die ich sofort als Psychopathin einschätze. Am liebsten möchte ich wieder gehen, da ich von ungeahnter Angst geplagt bin, genau so zu werden oder mit solchen Menschen in Berührung kommen zu müssen. Die Frau sitzt mit zugeknöpfter schwarzer Pseudolederjacke und um die Schulter hängender, ebenso schwarzer Tasche gebeugt auf ihrem Stuhl. Ihr Kopf hängt leicht nach unten. Die Hände gefaltet auf ihrem Schoß. So sitzt sie fast eine Stunde ohne sich zu bewegen. Man hört nur ihr leises Atmen. Ich schaue meine Schwiegertochter an und sehe, dass ich mir keine Sorgen machen muss. Mache ich mir aber. Nach und nach treffen noch weitere Patienten ein, die glücklicherweise relativ normal aussehen: Ein älterer

Mann in Begleitung seiner Tochter, der stumm da sitzt, eine in schwarz gekleidete Frau im mittleren Alter, die wohl in Trauer ist und eine zierliche ältere Frau, die Probleme mit dem Öffnen ihrer quietsch gelben Kunststoffjacke hat. Sie probiert es so lange (viel zu lange), bis sich die trauernde Frau erbarmt und das Problem in kurzer Zeit lösen kann. Ich habe das Gefühl, dass sich nach der geglückten Mission Erleichterung im Wartezimmer breit macht. Ich bin froh, dass ich nicht helfen musste. Warum eigentlich? Mir hätte das mit meiner Schusseligkeit genauso passieren können. Anni, die sich in einem scheinbar spannenden Buch vertieft hat, bekommt das nicht mit. Die Zeitschriften, die auf einem kleinen Tischchen platziert sind, interessieren mich nicht. Ich werde aufgerufen und nehme mit Anni vor dem Sprechzimmer Platz. Ich schaue mich um und finde, dass 5 Behandlungszimmer für einen einzigen Arzt ziemlich ungewöhnlich sind. Ich mache mir wieder Gedanken, was dieser mit mir vor haben könnte. Mein Husten setzt wieder stärker ein denn je. Die Sprechstundenhilfe bedauert meine starke Erkältung. Erklärungen, dass das aber nicht der Grund dafür ist, erspare ich mir. Die Tür des Untersuchungszimmers II geht auf und ein kleinerer, etwas ergrauter Weißkittel sagt, wie ich finde, mit psychisch kranker Stimme ganz langsam, damit ich es überdeutlich verstehen kann: „Kommen Sie bitte herein". Wahrscheinlich denkt er, dass ich zu den „schweren" Fällen, wie ich immer sage „Bekloppten", gehöre. Wir betreten ein altes, mit schweren dunklen Holzmöbeln bestücktes Zimmer und setzen uns auf die zugewiesenen Stühle. Meine

Schwiegertochter erklärt mit kurzen knappen Worten, um was es geht und bittet das kleine Männchen um eine Akuteinweisung in eine Reha-Klinik. Damit er nicht denkt, dass ich der Sprache und der Funktionsfähigkeit meines Gehirns nicht mächtig bin, stammle ich, dass ich keinen klaren Gedanken mehr fassen könne, ich nur noch müde und erschöpft sei und mich vor allem mein Husten sehr plage. Alle anderen Dinge vergesse ich in der Aufregung. Anni vervollständigt glücklicherweise die fehlenden Krankheitsbilder von sich aus. So fühle ich mich auf der einen Seite entmündigt und auf der anderen Seite dankbar, so viel Hilfe von meiner Familie zu erhalten. Trotzdem bin ich immer noch der Meinung, dass mein Zustand nur vorübergehend so übel ist und ich nach gewisser Zeit meine Probleme, wie es seither immer geklappt hat, selbst wieder in den Griff bekomme.

Der Psychiater stimmt sofort zu, dass so schnell als möglich etwas unternommen werden muss. Auch er würde mir einen Klinikaufenthalt empfehlen, notfalls auch ein psychiatrisches Krankenhaus als Übergangslösung. Medikamente möchte er mir zur Unterstützung auch verschreiben. Beides lehne ich aber kategorisch ab. Ich mache ihm klar, dass ich mich nach langem Zögern für eine Reha in einer psychosomatischen Klinik entschlossen habe, um mir dort ohne Medikamente helfen zu lassen. Ich erzähle ihm ebenfalls, dass eine gute Bekannte, die an Burn-out Syndrom litt, an der von mir gewünschten Reha Klinik eine Kur hinter sich hat und ihr diese sehr half. In diesem Atemzug will ich auch gleich wissen, ob meine Probleme ebenso Anzeichen eines Burn-out sind. Die Antwort ist ein eindeutiges **ja und mehr** mit dem Zusatz **sehr akut**. Er empfiehlt uns, hinsichtlich eines raschen Aufnahmetermins, der Reha Klinik von Seiten der Familie und von meinem Psychologen Druck zu machen. Auch er werde mich dabei unterstützen. Er schickt uns nochmals in das Wartezimmer, um zum einen bei der gewünschten Reha Klinik anzurufen und zum zweiten einen Bericht über meinen Gesundheitszustand zu schreiben.

Das Wartezimmer ist bis auf einen freien Stuhl komplett voll. Die Frau mit der Lederjacke sitzt immer noch unverädert, wie vor einer Stunde, da. Ein korpulenter Mann mit T-Shirt und Pullunder tritt ein. Am Geruch erkenne ich, dass es sich um einen Gastronom handeln muss. Er grüßt, wie alle anderen davor auch, und setzt sich auf den letzten freien Stuhl. Die Lederjackenfrau unterhält sich auf einmal mit dem Gastronom, den sie zu kennen scheint. Ich bin sprachlos, da ich das nicht erwartet hätte. Sie bewegt sich und zieht sogar ihre Jacke aus. Von da an sehe ich eine völlig andere Person vor mir. Das Eis scheint gebrochen zu sein.

Nach unendlich langer Wartezeit werden wir aufgerufen und sitzen erneut vor Untersuchungszimmer II. Wie auf Kommando setzt mein Husten wieder ein. Der Arzt teilt uns mit, dass er die Klinik im Internet nicht gefunden hat und empfiehlt uns eine weitere. Mir kommen wieder Zweifel auf, ob dies der richtige Weg ist.

An der Rezeption erhalte ich den Befund für meinen Hausarzt. Endlich können wir gehen.

Gleich auf der Straße öffnen wir den Umschlag und lesen unter der Überschrift Befund:

Neur. Bef.: Tic d. Ges.Mm. Psych. Bef.: Emot. Belast. n. Hausbrand, erhebl. Leid.druck, Überford., Stimm. labilität.

Unter Diagnose:

Mittelgradige depressive Episode (F32.1/G), Überforderungssyndrom (F38.0/G), Anpassungsstörung (F43.2/G)

Bei Beurteilung und Therapie:

Stat. Aufn. an Reha-Klinik erforderlich, Zunahme seit 1-2 Wochen, Pharmakotherapie a.W. zurückgestellt. Keine Einweis. in Psychiatrische Klinik gewünscht.

Außerdem ist noch eine Verordnung für eine Krankenhausbehandlung beigefügt.

Es ist Mittag und ich lade Anni in ein Schnellrestaurant ein. Meine Brust schmerzt unerträglich. Um 13.00 Uhr habe ich einen Termin bei meinem Physiotherapeuten wegen meinem schmerzenden Kiefer.

Im letzen Sommerurlaub, ich hatte die ganzen drei Wochen keinen Husten, wachte ich eines Tages auf und konnte meinen Mund nicht ganz öffnen. Ich schenkte diesem Vorfall nicht allzu viel Bedeutung und aß die harten Lebensmittel etwas vorsichtiger, da es mit dem Abbeißen nicht so gut klappte wie es sollte. Unsere Urlaubsbekanntschaft, die wir jedes Jahr treffen, lachte schallend, als ich den Vorfall schilderte.

Beim nächsten Zahnarztkontrolltermin werde ich gefragt, ob alles o.k. ist. Ich bejahe dies, erzähle aber von der Kiefergeschichte.

Meine Zahnärztin, eine sehr kompetente Frau, sagt mir, dass mein Kiefer derart verspannt ist, dass sie mit ihrem Spiegel nicht an die hinteren Ecken kommt und somit in ihrer Untersuchung eingeschränkt ist. Sie rät mir dringend in dieser Angelegenheit etwas zu unternehmen, bevor es zu spät ist. Es würde Therapeuten geben, die sich auf Kieferbehandlungen in Form von manueller Therapie spezialisiert hätten. Also gibt sie mir ein Rezept für 10 Behandlungen mit. Meine Recherche im Internet ist erfolglos, also frage ich meine Krankenkasse, die mich auch wieder an verschiedene andere Stellen verweist. Nach erfolglosem Nachfragen nehme ich die „Gelben Seiten" zur Hand und rufe in einer Reha Behandlungspraxis an, die gleich in meiner Nähe ist. Bingo. Beim ersten Versuch wird mir mitgeteilt, dass ihr Mitarbeiter Herr Franz erfahren sei. Einen Termin bekomme ich auch relativ schnell.

Der erste Besuch bei diesem Therapeuten verläuft komplett anders, als ich es von meinen bisherigen Therapeuten zwecks meiner körperlichen Diagnosen, speziell an der Wirbelsäule, gewohnt bin.

Er stellt mich vor einen Spiegel und zeigt mir, wie krumm ich stehe. Ich soll meine Beine (die Knie) durchdrücken und mich aufrichten. Da ich nicht immer alles glaube, was man mir sagt, füge ich meine Zweifel an. In der Rückenschule habe ich das ganz anders gelernt, weshalb ich seit Jahren immer etwas in den Knien gebeugt stehe. Er bleibt beharrlich und erklärt mir warum und weshalb. Kurzum er wirft innerhalb von 20 Minuten mein ganzes Weltbild durcheinander. Dass ich wegen meinem Kiefer hier bin, lässt ihn nicht von seiner Methode abbringen. Im Gegenteil! Er macht mir klar, dass die Beschwerden vom Rücken kommen und er das schon in Ordnung bringen werde. Meine Widerstandskräfte lassen schnell nach, als er mich osteopathisch, also über den Bauch, behandelt. Mit einer Hand unter meinem liegenden Rücken und mit der anderen vorsichtig in meine Eingeweide drückend, setzt er seine für mich nicht nachvollziehbaren Bewegungen fort und sieht mich dabei immer wieder prüfend an. Ich glaube, er schätzt meinen momentanen Zustand richtig ein. Dieses Wissens mächtig, werden meine Augen nass und Tränen rollen mir über das Gesicht. Voller Scham drehe ich mich weg. Er sagt ich soll alles raus lassen. Doch genau damit habe ich meine Probleme.

Während meiner 4. Behandlung sage ich ihm, dass es

mir psychisch nicht gut geht und ich mir helfen lassen möchte. Sichtlich erleichtert gibt er mir zu verstehen, dass er das positiv findet und er auf ein diesbezügliches Ansprechen gehofft hat. Die Tränen muss ich aber trotzdem unterdrücken, ich kann noch nicht los lassen.

Heute habe ich den 5. Termin. Mir geht es sehr schlecht, das sehe ich auch im Spiegel. Mein Mann ruft mich zuvor an und teilt mir mit, dass wir am nächsten Montag nach Priem am Chiemsee fahren werden, um eine psychosomatische Klinik anzuschauen. Mir geht es mit diesem Gedanken noch schlechter. Während der Behandlung möchte ich nicht reden. Die Berührungen von Herrn Franz tun mir weh. Er hört auf, nimmt meinen linken Fuß und tastet diesen ab, ebenso den rechten. Ich weine vor Schmerzen. Er sagt, dass das gut ist. Er spürt in seinen Händen, dass Wasser abgeht. Als er fertig ist sage ich ihm, dass ich das nicht verstehen kann. Er nimmt meinen Fuß und erklärt mir, was mir so weh tut: Hüfte, Gebärmutter, Blase, Rücken und Brust. Dabei hatte er meine Füße nur mit seinem kleinen Finger berührt.

Er schaut mich an und sagt mir, dass ich unbedingt loslassen muss, um nicht noch kränker zu werden.

Ich hatte mir in den Jahren einen Panzer angelegt, durch den keiner mehr durchkam. Bei der Verabschiedung sage ich ihm, dass meine Familie mit mir eine Klinik anschauen möchte. Er rät mir unbedingt Hilfe anzunehmen.

2. Kapitel

Meine Vorgeschichte

Meine psychischen Belastungen sind seit vielen Jahren immer wieder akut. Ich habe es seither immer wieder geschafft mich aus den auffressenden Klauen meiner Nerven zu befreien. Doch jetzt schaffe ich es nicht mehr, das habe ich endlich begriffen. Wahrscheinlich muss man erst in der Hölle sein, um den Himmel wieder sehen zu können.

Vor 14 Jahren:

Mein Vater starb elendig an Leberkrebs und ich übernahm das Haus (in dem sich u.a. eine Gaststätte befindet) mit allen Schulden, die mein Bruder hinterließ. Und die sind sehr hoch, mittlerweile auf 220.000,-- € angewachsen, nur um die Dimension der Last darzustellen. Meine Mutter hat im Haus ein Wohnrecht auf Lebzeiten.

Ich habe immer versucht, wenn etwas Geld übrig war, das Gebäude renovieren zu lassen, soweit ich dieses mit meiner Familie handwerklich nicht selbst durchführen konnte. Bis heute wurde das so gehandhabt. Aber jetzt kann ich nicht mehr.

Vor 12 Jahren

Ich machte mich mit einem kleinen, feinen Geschäft selbständig. Meinen geliebten Job, den ich neben meiner Selbständigkeit ausübte, gab ich wegen Mobbing am Arbeitsplatz auf. Heute denke ich, dass ich mit der parallel laufenden Eröffnung meines Geschäfts überfordert war und ich wahrscheinlich nicht ganz unschuldig an dem Verlauf der Unstimmigkeiten an meiner Arbeitstätte war.

Ein Jahr später hatte ich Megastress mit der verpachteten Gaststätte, die über meinem Geschäft lag. Zum ersten Mal kam ich mit einem Anwalt in Berührung und das ziemlich heftig. Zwei Mal musste ich, ohne Beisein meines Mannes, mit ihm vor Gericht ziehen. Es endete, wie in der Justizerei so üblich, mit einem Vergleich. Also blieb ich auf nicht unerheblichen Kosten sitzen. Die Vorfälle in der Gaststätte waren so gravierend, dass die Tageszeitung eine ganze Seite darüber berichtete. Ständig befand ich mich an der Front, kämpfte bis aufs Blut und bekam immer die volle Breitseite zu spüren. In meiner Euphorie merkte ich nicht, wie ich mir und meiner Gesundheit schadete. Hätte mich jemand vor meinem kommenden Vorhaben gebremst, wäre ich heute bestimmt nicht so am Boden zerstört.

Vor 11 Jahren:

Um die heruntergewirtschaftete Gaststätte vor dem Ruin zu retten, beschloss ich mit meiner damals besten Freundin ein Café mit hausgebackenen Kuchen zu eröffnen. Wir renovierten mit unseren Familien die Räumlichkeiten und schufen ein wunderschönes Ambiente. Die einzige Gastronomieerfahrene war leider nur ich.

Zum besseren Verständnis muss ich noch tiefer in der

Vergangenheit wühlen:

Vor ca. 50 Jahren:

Als Hotelierstochter wuchs ich mit meinem Bruder in nicht unbedingt familiären Verhältnissen auf. Die Gaststätte meiner Eltern war ununterbrochen sieben Tage die Woche von morgens bis nachts geöffnet. Meine Kindheit war geprägt von Arbeit und dem Dienen von Gästen. Ein Familienleben hat es nie gegeben. Den ganzen Sommer half ich meinen Eltern, die auch einen Kiosk im Freibad betrieben, bei jedem schönen Wetter nach der Schule und während der Ferien. Ich beneidete meine Freundinnen, die in dieser Zeit im Wasser ihren Spaß hatten. Urlaub war immer nur mit einem Elternteil möglich. Probleme einzelner Familienmitglieder wurden am Stammtisch ausgetragen. Da ich das nicht ertragen konnte, habe ich meine Probleme immer selbst getragen und war somit auch immer auf mich selbst gestellt. Mein Bruder, der eineinhalb Jahre jünger ist und scheinbar nicht so stark war, hatte die Kurve nicht bekommen. Er beging schon früh Probleme mit seinen dubiosen Freunden und der Polizei zu bekommen und trieb meine Eltern, als diese in Rente gingen, fast in den Ruin. Ich habe seit über 20 Jahren keinen Kontakt mehr zu ihm.

Zurück zu meinem Café. Es entwickelte sich nicht so, wie wir, meine Freundin und ich, uns das gewünscht hatten. Die Gäste wollten Mittag essen, also kochte meine Freundin Hausmannskost und ich bewältigte den Service und die Theke. Wir hatten stellenweise oft so viele Gäste, dass wir es zu zweit fast nicht mehr schaffen konnten. Einkauf, Buchhaltung usw. erledigte sich auch nicht von alleine. Dafür und für so vieles andere war ich alleine zuständig.

Das Schlimmste für mich war, dass meine Freundin keinerlei Verantwortung übernommen hatte und nur auf meine Anweisungen wartete. Es blieb alles an mir hängen. Die hohen Kosten fraßen mich auf. Ich rieb mich auf und fing an Beruhigungsmittel zu nehmen. Es dauerte nicht lange, da fing ich schon morgens damit an. Ich merkte nicht mehr welche Jahreszeit wir hatten, ob es kalt oder warm war. Im Auto kam mir öfters in den Sinn vor einen Baum zu fahren. Essen habe ich immer nur unter Stress eingenommen und dieses in mich hinein geschlungen, immer in der Unruhe und Erwartung es könnte ein Gast kommen. In meinen Laden, den ich ja auch noch hatte, der aber nur an 2 Tagen in der Woche geöffnet war, setzte ich meine Mutter als Aufpasser. Sie rief mich, wenn ein Kunde kam. In dieser schlimmen Zeit hatte ich vermutlich drei Nervenzusammenbrüche. Da suchte ich zum ersten Mal einen Psychiater auf, mit dem ich aber nicht zurecht kam und daher die Sitzung abbrach. In dieser Zeit habe ich nur noch funktioniert. Mein Mann war der einzige, der mich immer wieder aus dem Sumpf zog.

Mein Ziel war es, die Gaststätte wieder zu gutem Ruf zu verhelfen, um sie wieder ordentlich an einen entsprechenden Pächter übergeben zu können. Das habe ich bis zum bitteren und traurigen Ende eineinhalb Jahre lang durchgezogen. Ich verabschiedete mich mit Tränen in den Augen von allen meinen Stammgästen. Jeder erhielt ein kleines Geschenk. Meine beste Freundin kündigte mir die Freundschaft, nachdem ich sie durch meinen Mann rauswerfen lies. Ich war zu feige und kraftlos. Die Umstände mit ihr waren nicht mehr tragbar. Ihr fehlte das Verständnis und ich verlor den Überblick.

Nach dieser Zeit war ich nur noch müde und schlief fast ein halbes Jahr auch tagsüber, bis auf die 2 Tage, in denen ich in meinem Laden stand. Meine frühere beste Freundin rief ich knapp ein Jahr später an, um sie um Entschuldigung zu bitten. Aber sie nahm sie nicht an. Ein weiterer Anruf nach vielen Monaten ergab auch keine Änderung ihrer Haltung. Seitdem habe ich nie wieder etwas von ihr gehört.

Der Kontrolltermin bei meinem Gynäkologen nach der halbjährlichen Schlafphase versetzte mir den nächsten Seitenhieb. Ich hatte ein Myom im Unterleib. In meiner aufreibenden Gastronomiezeit habe ich total vergessen, dass mein Arzt schon ein Jahr zuvor die Diagnose gestellt hatte und mir anriet, ihn nochmals aufzusuchen. Dann ging alles ziemlich schnell. Innerhalb von einem Tag hatte ich einen Operationstermin. Das Myom war mittlerweile fast ein Pfund schwer und wurde mit der Gebärmutter entfernt. Ich hatte großes Glück, dass alles gut verlief. Meine Tochter stand, als ich aufwachte, neben mir und weinte, als der Arzt sagte, dass das Geschwür gutartig war. Ich war 10 Tage im Krankenhaus und habe oft geweint. Es war im Dezember und Hochbetrieb in meinem Laden, den mein Mann neben seiner Arbeit mit Unterstützung meiner Kinder bewältigte. Als es mir besser ging, fing ich wieder an zu arbeiten. Ich half meinem Sohn, der sich mit einem Handwerksbetrieb selbstständig machte, indem ich die Büroarbeiten übernahm.

Vor 6 Jahren:

Der nächste Schicksalsschlag kam, als der Freund meiner Tochter einen schweren Motorradunfall mit lebensgefährlichen inneren Verletzungen hatte und 10 Tage im Koma lag.

Meine Tochter rief mich an und teilte mir mit, dass ihr Freund überfällig sei und eigentlich schon zu Hause sein sollte.

Ich fuhr sofort zu ihr und telefonierte mit verschiedenen Polizeistationen, ob sich ein Unfall ereignet hatte. Dabei erfuhr ich leider, dass er in das Krankenhaus in der Nähe seiner Uni eingeliefert wurde und ich dort anrufen sollte. Die Auskunft war unbefriedigend. Es hieße nur er wird gerade operiert. Jetzt musste ich auch noch seine Mutter anrufen, die als erstes fragte, ob er noch lebe. Mein Körper bebte und ich informierte die ganze Familie, die sich in unterschiedlichen Richtungen aufhielt. Es blieb an mir hängen, das Auto mit meiner Tochter zu fahren, da diese noch weniger im Stande dazu war als ich. Es war eine Höllenfahrt. Was uns dann im Krankenhaus erwartete übertraf alle unsere Befürchtungen. Ein Arzt teilte uns (inzwischen war die ganze Familie da) mit, dass wir uns keine Hoffnungen machen sollten. Meine Tochter rannte aus dem Gebäude in den Park und schrie. Sie schrie so laut, dass wir es im zweiten Stock hörten. Mein Mann lief ihr nach und versuchte sie zu beruhigen. Ich war wie unter Schock und saß nur da und betete. Plötzlich saßen wir fast alle auf dem Flur auf dem Klinikboden und schwiegen. Irgendwann in der Nacht sind wir, bis auf unsere Tochter und seiner Mutter, nach Hause gefahren. Mein Mann musste am nächsten Morgen zur Arbeit und ich fuhr um 5 Uhr alleine in das ca. 40 km entfernte Krankenhaus. Ich wusste nicht wie es ihm ging, da ich keine Informationen von meiner Tochter erhielt. Anrufen durfte ich sie nicht, da sie immer in der Angst lebte, es könnte die Klinik mit schlechten Nachrichten sein. So fuhr ich jeden Tag in das Krankenhaus und brachte frisches gewaschenes Obst mit, in der Hoffnung, dass dieses auch gegessen wird. Ich saß immer nur alleine in einem kleinen Raum vor der Intensivstation und versuchte seine Nähe zu fühlen. Wer gerade bei ihm wachte, wusste ich meistens nicht. Es war eine sehr schlimme Zeit, vor allem weil ich furchtbare Angst hatte, dass er stirbt und meine Tochter zerbrechen würde. Nur einmal am Wochenende habe ich sie mit meinem Mann zusammen gesehen. Wir baten sie, mit uns in den Park zu gehen. Ich traute mich nicht sie anzufassen. Sie sah wie eine regungslose Puppe aus, zerbrechlich und blass. Sie aß kaum noch, war sehr dünn und ihre Wangenknochen waren eingefallen. Wir redeten auf sie ein die mitgebrachte Pulvernahrung zu trinken, um Kraft für ihren Freund zu bekommen. Sie brach fast zusammen und ich durfte sie endlich in den Arm nehmen. Ich versuchte nicht zu weinen, denn ich musste stark für sie sein. Meine einzige Bitte war, sich wenigstens ab und zu mal per SMS zu melden. Das tat sie dann auch. Vor der Endphase des Komas musste ich an einem 3-tägigen Event mit meinem Geschäft teilnehmen. Eine Absage war nicht möglich. Das waren die schlimmsten 3 Tage, die ich je durchmachen musste.

Beim Schreiben habe ich wieder starke Schmerzen in der Brust und mir ist zum Heulen zumute. Aber ich bin noch nicht fertig. Heute sieht man dem Freund meiner Tochter äußerlich nichts an, aber ich denke, dass er und auch meine Tochter das Trauma noch nicht überwunden haben.

Vor 2 Jahren:

Es überschlugen sich wieder die Ereignisse. Meine damals 87 jährige Mutter bereitete mir Sorgen, da sie Dinge machte, die nicht normal waren. Ich ging mit ihr zu einem empfohlenen Psychiater nach Winnenden, der die Diagnose Alzheimer stellte. Er verschrieb ihr Psychopharmaka für ihre Depressionen, ein Mittel, mit dessen Hilfe die Krankheit nicht so schnell fortschreiten soll und Melporon zur Beruhigung. Ich beauftragte einen Pflegeverein die Medikamentengabe zu übernehmen, da meine Mutter alleine wohnte und ich nicht dreimal am Tag kommen konnte. Außerdem verweigerte sie von mir die verordneten Tabletten zu nehmen. Sie warf mir vor sie zu vergiften. Das Wesen meiner Mutter veränderte sich zusehends so sehr, dass ich, da ich täglich nach ihr schaute, immer die volle Breitseite ihrer Aggressivität abbekam. Das äußerte sich so, dass sie mir nicht mehr traute, mir vorwarf ich würde sie bestehlen usw. Sie stach immer an meiner empfindlichsten Stelle zu. Oft saß ich im Treppenhaus und heulte mir die Seele aus dem Leib. Ich habe mir das, wenn ich heute darüber nachdenke, viel zu sehr zu Herzen genommen. Das sagte mir auch die Schwester des Pflegevereins, die mich immer wieder tröstete, wenn es mir schlecht ging. Aber ich konnte nicht anders. Meine Mutter fing an die Gefriertruhe aus-zuräumen und alles auf den Tisch zu verteilen. Sie wusch Watte aus und legte sie auf die Fensterbänke. Es stand immer ein Eimer mit eingeweichter Wäsche und ge-brauchten Windeln im Bad. Es wurde täglich schlimmer. Sie ging, obwohl sie kaum noch laufen konnte, auf die Bank, hob Geld ab und versteckte es. Manchmal saß sie am Tisch und flehte mich an ihr zu helfen, da sie das Gefühl hatte, Löcher im Kopf zu haben. Sie wollte mir etwas erzählen, wusste aber nicht mehr was. Das waren oft die lichten Momente, die mir fast das Herz zerrissen. Wenn die Schwester kam und meine Mutter nicht da war, wurde ich angerufen und musste sie in der Stadt suchen. Es ereigneten sich viele unvorstellbare Dinge, die den Rahmen des Buches sprengen würden. Ich leb-te immer in Angst, wenn ich an ihrer Tür klingelte und sie nicht öffnete. Einen Tag vor Silvester kündigte sie an, dass sie sich das Leben nehmen würde. Die ganze Familie kam zusammen. Mein Sohn und ich gingen in das in der Nähe gelegene Krankenhaus, während der Rest der Familie bei meiner Mutter verweilte, die festentschlossen in ihrer Absicht war. In unserer Verzweiflung schilderten wir der diensthabenden Ärztin unser Problem. Sie riet uns zur Beratung untereinander. Wenn sie kommen solle, dann wäre sie verpflichtet meine Mutter in die Psychiatrie einzuweisen. Sie glaubte aber, dass die Drohung bestimmt nicht wahr gemacht würde. Eine sehr schwere Entscheidung für meinen Sohn und mich. Nach langen Überlegungen im Wartezimmer sagte mein Sohn zu mir: „Ich habe mich in die Lage der Oma hineinversetzt und kann sie verstehen. Wahrscheinlich würde ich genau so handeln." Ich bewunderte seine Haltung, der seine Oma über alles liebt. Also teilten wir der sehr humanen Ärztin mit, dass sie nicht kommen brauche. Von Angst geplagt, ließen wir meine Mutter alleine. Am nächsten Morgen stellte sich heraus, dass unsere Entscheidung richtig war. Gott sei Dank.

Ein paar Monate später kam der nächste Hieb. Es brannte in der Gaststätte und Rauch stieg in die Wohnung meiner Mutter. Fassungslos stand ich mit meinem Sohn, der mich anrief und seine Oma aus dem Haus brachte, auf der Straße. Die Feuerwehr war bereits in vollem Gange und die Sanitätsfahrzeuge für die Hausbewohner standen bereit. Der Feuerwehrkommandant kam auf mich zu und teilte mir mit, dass meine Mutter auf Grund der starken Rauchentwicklung vorübergehend nicht mehr zurück in die Wohnung könne. Da sie bei mir nicht wohnen konnte, brachten uns die Sanitäter in ein entfernt gelegenes Pflegeheim. Zum Glück war sie in dem Glauben, dass es sich hierbei um ein Hotel handelte. 10 Tage musste sie dort bleiben. Doch ohne Zwischenfälle ging auch diese Zeit nicht vorüber. Ein Anruf vom Pflegeheim, im Hintergrund das Schreien meiner Mutter zu hören, ich solle sofort kommen und sie rausholen, fehlte mir noch in dem ganzen Stress mit dem Brandschaden.

Vom Tag des Brandes an habe ich weit über ein Jahr für den Wiederaufbau des Lokals gekämpft. Ich war jeden Tag, oft mehrmals, vor Ort und musste immer mitentscheiden, wie es weiter gehen sollte. Der Schaden war weitaus größer, als es ins Detail ging. Leider ging das auch nicht ohne einen Anwalt, da sich meine Versicherung auf meine Schreiben und Anrufe nie meldete. Dass es dem Anwalt auch so ging, hätte ich nicht gedacht. Ich nahm mir einen Bauleiter, denn auch in dieser Hinsicht hatte ich keinerlei Unterstützung. Ich schrieb täglich Protokolle und rieb mich in der Sache komplett auf. Ich konnte kaum noch abschalten. Gleichzeitig musste ich mich täglich um meine Mutter kümmern, das heißt u.a. Essen machen und bringen. Ich sagte ihr, dass ihr Herd, den sie aus Sicherheitsgründen nicht mehr benutzen durfte, durch den Brand beschädigt war. So zogen viele Monate, immer im Kampf mit der Versicherung, die mich so hängen ließ, ins Land. Die Angelegenheit ist bis heute nach über 4 Jahren noch nicht aus der Welt geschafft.

An einem Freitag, an dem mein Geschäft geöffnet war und mir meine Schwiegertochter in meinem Laden Gesellschaft leistete, hörten wir einen lauten Krach gefolgt von einem lauten Schrei. Meine Mutter fiel 11 Treppenstufen mit Überschlag hinunter und landete auf dem Rücken liegend auf dem Steinboden. Der Krankenwagen war innerhalb kurzer Zeit da und die Sanitäter fragten meine Mutter, ob sie die Beine bewegen könne. Und ob sie das konnte! Sie konnte sogar aufstehen und alleine die Treppen wieder hoch gehen. Die Sanitäter zogen wieder ab. Nach einer halben Stunde ging es ihr schlecht und ich rief in meiner Not im Krankenhaus an. Dieses Mal wurde sie mit dem Krankenwagen abgeholt und ich fuhr mit. Sie hatte nur eine leichte Gehirnerschütterung und starke Prellungen.

Ein paar Wochen später fiel meine Mutter im Garten hin und hatte eine Platzwunde am Kopf, die genäht werden musste.

Kurz darauf rief die Pflegeschwester an, es war Samstag, wir saßen gerade am Frühstückstisch bei meinem Sohn, der Geburtstag hatte, und meinte sie müsse den Notarzt anrufen. Ich war wieder sofort zur Stelle und sah schon das Blut im Schlafzimmer. Nach ein paar Stunden kam dieser und wies sie ins Krankenhaus ein. Er sah mir meine Überforderung an und meinte, das könne so nicht weiter gehen und ich solle meine Mutter in ein Pflegeheim geben. Ein Jahr wurde sie bereits in ihrer Wohnung versorgt und die Pflegearbeiten sowie die Verwirrtheiten nahmen enorm zu. Stundenlang saß ich an ihrem Bett in der Notaufnahme, bis sie plötzlich mit einer unendlich trauriger Stimme sagt: „Kann ich noch bei dir bleiben?"

Im Krankenhaus hatte ich Gelegenheit mit einem Mitarbeiter der Sozialstation zu sprechen. In Zusammenarbeit mit ihm und dem Arzt beschloss ich mit meiner Familie, dass meine Mutter nicht mehr in ihre Wohnung zurück dürfe.

Das war ein langer, schwerer Weg mit vielen Hindernissen.

Mein Mann und ich schauten uns einige Pflegeheime mit einer geschlossenen Abteilung an. Schrecklich, wir hatten beide feuchte Augen, als wir den Zustand der dort lebenden Menschen sahen. Uns vorzustellen, dass dort das künftige Zuhause meiner Mutter sein sollte, war undenkbar. In unserem Wohnort wurde ein neues Pflegeheim, jedoch ohne geschlossene Abteilung, gebaut. Aus Neugierde schauten wir uns dieses an und waren sofort von dem schönen kleinen Haus begeistert. Wir sprachen mit dem Pflegeleiter, der uns erklärte, dass er es mit meiner Mutter versuchen könnte. Also suchten wir ihr das schönste Zimmer im dritten Stock (damit sie nicht so leicht ausbüchsen konnte) aus. Aufnahmetermin wäre Mitte November. Meine Kinder waren von dem Heim begeistert. Mit Prospekten bewaffnet gingen wir in das

Krankenhaus und zeigten diese meiner kranken Mutter, die darauf nicht gut zu sprechen war. Selbst der Chefarzt legte ihr Nahe, dass es für sie das Beste wäre, doch dies hatte sie nach 5 Minuten wieder vergessen. Meine Familie und ich beschlossen hart zu bleiben. Es war sehr schwer und brach mir fast das Herz. Leider konnte sie nicht so lange, bis sie in das Pflegeheim einziehen konnte, im Krankenhaus bleiben und ein Zurück in ihre Wohnung erschien unmöglich. Also kam sie zur Kurzzeitpflege in ein anderes Heim. Dort blieb sie unter für mich unschönen Gegebenheiten eine Woche. Jeden Tag fragte sie mich, wann sie wieder nach Hause dürfe und jeden Tag musste ich mir eine neue Ausrede einfallen lassen.

Der Umzug in ihr neues Zuhause verlief sehr dramatisch. Der Krankentransport fuhr sie direkt in das Pflegeheim, in dem ich sie mit meiner Familie empfing. Wir richteten ihr neues Zimmer mit sehr viel Liebe und allen ihrer persönlichen Dinge ein. Sie wollte all das nicht wissen und schrie. Wir sollten sie sofort nach Hause bringen. Alles Zureden half nichts. Der Pflegeleiter gab uns zu verstehen, dass er sie nicht gegen ihren Willen festhalten dürfe. In der Not rief ich die frühere Pflegeschwester an, die mir ungeheuer half und dieses Problem tatsächlich in den Griff bekam.

In der dritten Nacht, die Nachtschwester rief mich an, drehte meine Mutter komplett durch. Mein Mann und ich hörten sie schon vor dem Haus wie von Sinnen schreien. Da sie eigentlich im Moment gar nicht laufen konnte, kam sie uns trotzdem auf dem Flur entgegen. In der einen Hand einen Stuhl als Stütze und mit der anderen das Geländer festhaltend. So lief sie Richtung Treppe. Ich sprach sie an und sie schrie mich an: „Sie sind nicht meine Tochter, meine Tochter würde so etwas nie mit mir tun!" Die Türen der anderen Mitbewohner, die schlafen wollten, gingen auf. Eine Bewohnerin meinte: „Es ist schlimm so eine Mutter zu haben". Ich war mit meinen Nerven fertig und heulte ziemlich heftig. Das erste Mal, dass ich es vor ihr zuließ. Meine Mutter wollte sich die Treppe hinunterstürzen. Sie entwickelte eine derartige Kraft, dass mein Mann und ich sie kaum halten konnten. Wir drückten sie förmlich in einen Sessel. Ihr Schreien hörte nicht auf und sie meinte, ich wolle sie vergiften, als ich ihr ein Glas Wasser reichte. Die diensthabende Schwester, die alleine für alle Bewohner zuständig war, war sichtlich überfordert. Meine psychischen Kräfte gingen fast zu Ende, ich war einer Ohnmacht sehr nahe. Endlich traf der gerufene Arzt ein. Dieser erreichte genauso wenig wie wir und rief ratlos in der Psychiatrie an. Erst als die zwei Sanitäter eintrafen und meine Mutter ansprachen, wurde sie etwas ruhiger. Wir fuhren dem Krankenwagen, der sie nach Winnenden in eine geschlossene Abteilung brachte, hinterher. Dort musste sie zwei Wochen bleiben, teilweise ans Bett oder Stuhl fixiert. Sie erkannte mich als ihre Tochter wieder. Meine Besuche waren so anstrengend, dass ich jedes Mal starke Schmerzen in der Brust hatte und die Tränen kaum zurückhalten konnte, aber ich musste mich beherrschen, musste stark sein. Sie weinte, wenn sie mich sah und flehte mich an, sie dort rauszuholen. Ein Pfeil bohrte sich in mein Herz. Bei jeder Verabschiedung benötigte ich Hilfe von einer Schwester. Mit den vielen Menschen, die ihrer Sinne nicht mehr mächtig waren und Eigenarten an den Tag legten, konnte ich absolut nichts anfangen. Es war nur schrecklich und vor allem sehr traurig. Ich hatte immer das Gefühl zu ersticken.

Als sie nach zwei Wochen wieder in das Pflegeheim zurückgebracht wurde, lächelte meine Mutter das erste Mal. Doch es ging nur ein paar Tage gut, bis ich wieder einen Anruf erhielt. Meine Mutter wurde mit Verdacht auf Schlaganfall ins Krankenhaus gefahren. Sofort war ich zur Stelle und fuhr mit dem Krankenwagen mit (sie hatte ohne mich immer Angst). Leider bekam sie in Winnenden keinen Platz und wurde nach Stuttgart gebracht. Es war nur ein leichter Schlaganfall. Aufgrund der unmöglichen Behandlung seitens Pflegepersonal und Ärzten holte ich sie nach zwei Tagen auf eigene Verantwortung wieder heraus.

Es war wieder Ruhe eingekehrt und ich konnte endlich in den Urlaub fahren. Doch bereits auf dem Rückweg erhielt ich den Anruf, dass meine Mutter wieder in Winnenden ist, da sie angeblich Schwestern und Patienten angegriffen hatte. Wieder musste ich mich um alles kümmern und ihre Wäsche, die sich meist auf Grund ihres Durchfalls in einem katastrophalen Zustand befand, waschen. Mir wurde, wie seit einem Jahr bei dieser Aktion, übel und ich griff immer öfters zum Alkohol.

Wieder im Heim hatte sie immer stärker werdenden Durchfall, so dass der Notarzt gerufen wurde. Er legte eine Infusion und teilte mir mit, dass es mit ihr nicht gut aussehe. Da meine Mutter die Nadel immer wieder herauszog, blieb dem Pflegepersonal nichts anderes übrig als sie wieder in das städtische Krankenhaus einweisen zu lassen. Auch da war ich wieder live dabei. Viele Untersuchungen ließ sie über sich ergehen, aber den Durchfall bekamen sie nicht in den Griff. So baute sie immer mehr ab und ich fütterte sie drei Mal am Tag und besorgte ihr Aufbaudrinks. Nur so hatte sie überlebt. Sie war wieder sehr unruhig und auf Nachfragen eines Arztes, ob sie denn ihren Stimmungsaufheller bekommen würde, bekam ich eine negative Antwort. Ich war wütend. Durch die vielen Medikamente, die sie täglich einnahm, nahm ihre Verwirrtheit rapide zu. So wurde sie wieder in der Psychiatrie aufgenommen und mit Tabletten neu eingestellt. Das ganze Spielchen wieder von vorne.

Es war Weihnachten, die dritte Weihnachten mit Zwischenfällen. Ich war so ausgezehrt, dass ich meinen geliebtes Geschäft und andere mir wichtigen Dinge aufgegeben hatte.

Das letzte Jahr:

Seit den letzten 9 Monaten verspüre ich endlich Besserung. Meine Mutter fühlt sich in ihrem Heim zu Hause, ist sogar dankbar. Wenn ich sie besuche, tauche ich in eine andere Welt ein, eine Welt ohne den Stress um mein verdammtes Haus und um die ewige Frage wie es weitergehen soll.

3. Kapitel

Die Auswahl der Klinik

Meine Familie und ich setzen uns mit der empfohlenen Klinik auseinander. Eine Besichtigung vorab wurde dann doch aus Zeitgründen, da diese sehr weit von unserem Wohnort entfernt liegt, verworfen. Anni bringt mir Ausdrucke aus dem Internet mit und erklärt mir, dass es sich hierbei um keine psychiatrische Klinik, sondern um eine medizinisch-psychosomatische handelt. Das ist ein großer Unterschied, da im Gegensatz zu einer Reha-Klinik auch die körperliche Seite behandelt wird. Eine Studienkollegin und Freundin von ihr war vor einigen Jahren dort und kann diese Klinik nur wärmstens empfehlen. Sie wäre auch bereit mir das persönlich zu erzählen. Ich bin wieder sehr aufgeregt, verstehe aber die Besorgnis meiner Familie, die nur das Beste für mich will. Ich lese mir die Infos durch und schaue im Internet nochmals nach. Dabei stelle ich fest, dass sich alles ganz gut anhört bzw. ansieht. Allerdings sind die Ausführungen hinsichtlich Zimmerausstattung auf Privatpatienten, wie es die Freundin von Anni ist, ausgelegt. Ein Einzelzimmer würde mich als Kassenpatient noch zusätzlich über 90,-- € pro Tag Aufpreis kosten, zuzüglich weiter anfallender Kosten. Unmöglich! Ich habe wieder Angst, da ich auf keinen Fall ein Zimmer mit irgendeiner Person oder sogar mehreren teilen werde. Dies versteht auch meine Familie.

Meine Schwiegertochter unternimmt wirklich alles, um mich zufrieden zu stellen, indem sie organisatorisch und abfragend tätig ist. Mir ist das schon peinlich und ich will sie nicht mit meinen ständigen Einwänden enttäuschen. Sie schleppt mich zu einem Psychologen, Herrn Knapp, bei dem ich nur einmal vorstellig war. Aufgrund der Dringlichkeit bekomme ich kurzfristig einen Termin. Bereits beim Öffnen der Tür sieht er, wie elend ich aussehe. Er vergleicht mich mit einem angeschossenen Reh. Dass Anni mitgekommen ist, versetzt ihn in Erstaunen. Nachdem sie ihm mitteilt, dass ich ihm bei meiner ersten Sitzung nicht alles erzählt habe und auch jetzt bestimmt nicht alle meine Probleme schildern würde, stimmt er mit meinem Einverständnis, an der Sitzung teilzunehmen, zu. Wie Recht meine Schwiegertochter hat, merke ich an meinen eigenen Lücken. Herr Knapp erkennt den Ernst der Lage und rät mir unbedingt zu einem stationären Aufenthalt, den mein Hausarzt beschleunigen könnte. Nach dem Gespräch, es ist Freitagvormittag, ruft mein Mann meinen Hausarzt an und bittet um einen Notfalltermin. Den bekomme ich eine Stunde später, jedoch bei seiner Vertretung. Total aufgelöst und fix und fertig betrete ich mit Anni das Sprechzimmer. Ich bin kaum noch in der Lage mich aufrecht zu halten. Den Arzt habe ich noch nie gesehen, er kennt mich nicht, ich kenne ihn nicht. Wieder übernimmt Anni das Gespräch und schildert die Situation. Sie bittet den Vertretungsarzt, wie mit Herrn Knapp besprochen, um Hilfe. Er möchte bitte den Aufnahmetermin in eine entsprechende Klinik als Akutfall befürworten bzw. beantragen. Er lehnt die Bitte mit seltsamen Zuckungen in den Schultern ab und verweist uns auf einen Psychiater. Auch die Tatsache, dass wir eben von einem Psychologen kommen, interessiert ihn nicht. Ein Psychologe sei seiner Meinung nach kein Arzt. Da spricht der Standesdünkel deutliche Worte. Sein Verhalten ist schlichtweg inakzeptabel. Ich habe das Gefühl, dass er weder von Psyche noch von Seelenheil jemals etwas gehört hat. Ich bin am Boden zerstört über so viel Kaltschnäuzigkeit. Gnädigerweise sucht er die Adresse der Psychiaterin, deren Namen mein Psychologe erwähnt hatte, aus seinen Fachunterlagen heraus. Mittlerweile bin ich am Zweifeln, ob das ganze überhaupt noch einen Sinn hat. Es ist so viel schief gelaufen. Ohne meine Schwiegertochter hätte ich schon längst aufgegeben.

Um alle Unterlagen für die Anmeldung in der ausgewählten Klinik, mit der ich jetzt einverstanden bin, beizulegen und eine erneute Krankmeldung zu bekommen, ist ein nochmaliger Besuch bei einem Psychiater notwendig.

Ich rufe sofort bei der empfohlenen Psychiaterin an, erfahre aber durch eine Bandansage, dass sie noch bis heute im Urlaub ist. So ziehen sich die Tage, in denen nichts passiert, hin.

Am Montag ruft meine Schwiegertochter nochmals bei ihr an, jedoch ohne Erfolgt. Sie ist krank und verweist auf ihre Vertretung.

Also beschließe ich nochmals zu dem Psychiater, der bereits als Vertretung hergehalten hatte, zu gehen. Wir fahren nochmals denselben Weg wie vor 5 Tagen. Es ist wieder dasselbe Wartezimmer, allerdings mit relativ „normalen" Menschen. Auffällig ist nur ein ziemlich junger

Softrockertyp, der zu möfeln (ausdünsten) scheint. Die blond gesträhnten Haare fallen ihm tief in die Augen, die Jeans-Hose ist zerschlissen und der Pulli hat auch schon bessere Tage erlebt. Er senkt den Kopf und scheint Löcher in den Boden zu starren. Zwei Männer kommen herein. Scheinbar Vater und Sohn. Der Vater, ein ca. 65 jähriger Mann mit schwarzglänzender scheußlicher Lederhose, braunen Schuhen, weißbraunen Socken, rotem Pulli und unfreundlichem Blick. Der Sohn, ca. 40 Jahre, sitzt mit Jacke und von Leid gezeichnet in meiner Blickrichtung neben dem Softrocker. Er tut mir leid. Die Luft im Wartezimmer ist zum kübeln, bis endlich jemand das Fenster aufreist. Die eisige Luft tut gut. Jetzt ist mir auch klar, warum mir zuvor so schlecht war.

Heute müssen wir sehr lange warten. Ich schlafe fast ein, bis eine mir bekannte Stimme uns bzw. mich aufruft. Wieder sitzen wir vor Zimmer II und wieder muss ich husten und wieder bittet uns das kleine Männchen mit denselben Worten wie letzte Woche herein.

Mein Husten will gar nicht aufhören. Anni erklärt ihm mit kurzen, knappen Worten unser Anliegen, dass ich mich doch für einen Klinikaufenthalt entschieden habe. Unseren Sinneswandel und auch die ausgesuchte Klinik befürwortet er. Er vermerkt auf meinem Bericht die Dringlichkeit der Einweisung und dass ich auf Grund meines chronischen Hustens ein Einzelzimmer brauche. Mit den Unterlagen in der Hand und 10,-- € Gebühr für die Erstellung der Notwendigkeit eines Einzelzimmers verlassen wir das Gebäude. Es ist schon Mittag und wir haben Hunger. Ich lade meine Schwiegertochter zu einem preiswerten Mittagstisch bei einem Asiaten ein, doch das erweist sich als keine gute Idee, denn das Essen war alles andere als gut. Auf dem Weg zum Auto kommen wir noch an einem Schuhladen vorbei, bei dem ich mir unbedingt Schlappen für die Klinik zulegen will. Ich bin so aufgeregt. Zu Hause angekommen besteht Anni darauf, dass wir sofort die Formulare von der Klinik ausfüllen und ich diese dann nach nochmaliger telefonischen Rückversicherung faxen soll. Die ganze Aktion dauert eine ganze Zeit. Kurz vor Büroschluss dürfte das Fax in der Klinik angekommen sein.

Für mich war das ein langer Tag, ich bin sehr müde und mir ist kalt. Jetzt nimmt die Ungewissheit, wann ich Bescheid bekomme (ich erfahre es erst ca. 24 Stunden zum Einrücken vorher) zu und ich überlege, was ich zuerst erledigen muss, um kein Chaos um mich herum zu hinterlassen. Vor allem brauche ich eine Liste, um mich vorzubereiten und nichts zu vergessen.

Bereits am nächsten Tag erhalte ich einen Anruf von der Klinik, dass alle Unterlagen vorliegen. Seitdem zucke ich immer zusammen, wenn das Telefon, es hat kein Display und ich den Anrufer nicht zuordnen kann, klingelt.

Seit Montag habe ich mir vorgenommen, meine Bügelwäsche zu erledigen. Heute ist Donnerstag und ich habe es endlich geschafft. Ich bin wieder motivierter und habe sogar meine überaus schmutzigen Fenster geputzt. Danach fühle ich mich wohler, bin aber trotzdem hundemüde und lasse alles andere liegen. Ich nehme mir vor, den Kleiderschrank von Sommerwäsche auf Winterwäsche umzustellen, ebenso die Schuhe und Jacken, die halbjährlich in den Keller zum Umtausch wandern. Meine Vorsätze werden immer wieder durch Stimmungsschwankungen durchkreuzt. Ich denke immer noch, dass ich alleine aus meinem Schlamassel und meinem Gefühlschaos herauskommen kann. Sobald es mir besser geht, meine ich, ich bin wieder gesund, bis mich irgendjemand mit Nichtigkeiten, Kleinigkeiten durch meine dünne Hülle stößt. Ich kann nichts mehr ertragen. Denke ich dann darüber nach, muss ich mir eingestehen, dass ich wirklich krank bin. Mein Körper macht nicht mehr das, was ich im befehle, also muss ich krank sein. Die ständige Müdigkeit und das Gefühl, die Augen nicht mehr offen halten zu können, beunruhigt mich sehr. Ich ziehe mich zurück und scheue die Öffentlichkeit. Selbst meine Freunde kann ich nicht ertragen, da ich, wenn ich über meinen Zustand erzähle, hinterher so aufgewühlt und traurig bin, dass ich lange brauche, um mich wieder zu fangen. Eine meiner Freundinnen, die mich oft nach meinem Befinden fragt und als fast Einzige viel über mich und meinen Zustand weiß, besucht mich heute spontan mit einem Blumenstrauß in der Hand. Sie umarmt mich und fragt, wie es mir geht. Ich kann nicht einmal mehr weinen, freue mich aber über die Blumen. Der Besuch war sehr anstrengend. Ich bin erschöpft. Immer wieder breche ich das Gespräch über mich ab und fange von einem anderen Thema an. Sie sieht, dass ich müde bin und ist sichtlich besorgt als ich ihr sage, dass mir im Moment übel ist. Sie will mir Schokolade geben und kann, glaube ich, nicht verstehen, dass ich das jetzt aus Angst mich übergeben zu müssen nicht essen kann. Meine innere Unruhe nimmt derart zu, dass ich froh bin, dass ihr Bus in den nächsten Minuten fährt. Ich schalte den Fernseher ein und lasse mich mit irgendeinem Schwachsinn berieseln. Das Aufstehen fällt mir schwer, so bleibe ich einfach in meinem Sessel liegen. Erst nach Stunden bin ich wieder fähig mich zu erheben.

Um mir zu helfen, schreibe und schreibe ich. Ich möchte und will nicht untergehen. Ich schreibe sogar parallel eine sehr lustige Geschichte über das noch ungeborene Kind meiner Schwiegertochter. Als werdende Oma spiele ich eine sehr wichtige Hauptrolle. Ich nenne das Buch „Diagnose: Oma". Wie ich das in meinem derzeitigen Zustand schaffe, ist mir unerklärlich, aber ein großes Bedürfnis. Es versetzt mich in eine heitere Welt des positiven Lebenslaufs.

Mein Mann kommt heute wieder spät nach Hause und ich kann es kaum erwarten ihn in die Arme zu nehmen und ihm zu sagen, dass ich mich heute ihm gegenüber wieder unmöglich benommen habe. Wie so oft in letzter Zeit. Ich bin gereizt und aggressiv geworden. Er ist so verständnisvoll. Ich will ihn nicht ständig mit meinen Problemen überschütten. Es nagt meine Angst, ihn auch noch krank zu machen. Er ist das Liebste was ich habe. In 2 Jahren geht er in Vorruhestand, um mit mir und unserem Wohnmobil durch Europa zu reisen. Von Ostern bis Juni soll die Reise dauern. Juli bis Ende September möchten wir uns in unserer Ferienwohnung inmitten unserer geliebten Bergen, in denen ich mich dieses Jahr, um Kraft zu tanken, sehr oft zurückgezogen habe, aufhalten. Leider war diese Kraft nach jedem Aufenthalt sehr schnell verbraucht. Jedes Mal, bevor ich losgefahren bin, habe ich meine (Problem) Schublade zugemacht. In dieser für mich heilen Welt war ich ein völlig anderer Mensch. Fröhlich, offen, unternehmungslustig und vor allem ohne Husten und Schmerzen in der Brust. Je mehr ich mich jedoch meinem Heimatort näherte, öffnete sich diese Schubladen von ganz alleine. Bei meinem letzten Urlaub (der 5. in diesem Jahr), musste ich, nach einem Telefonat mit meiner Tochter, schon 100 km vor unserem Zuhause weinen.

Seit zwei Tagen kann ich nicht schreiben. Ich bin müde, erschöpft und fühle mich krank. Die letzten Nächte waren schrecklich, vor allem da sie mir den Schlaf raubten. Meine Augen sind schwer wie Blei. Im Spiegel sehe ich eine andere Frau. Meine andere Freundin, die nicht so viel über mich weiß, ruft mich an. Sie hört am Telefon, dass ich schwer atme und ist besorgt. Ich beende das Gespräch vorzeitig, da es mich zu viel Kraft kostet.

Ein Brief von der Klinik reißt mich aus meiner Lethargie und ich kann dessen Inhalt kaum erwarten. Ich rase die

Treppen zu meiner Wohnung hinauf und überfliege kurzatmig den Inhalt. Die drei Seiten vollständig zu lesen schaffe ich aus Gründen der Konzentration nicht. Das Fett gedruckte, dass mein regulärer Einlieferungstermin erst in 7-8 Monaten vorgesehen ist, ist gut lesbar. Ich nehme das Telefon und rufe den Patientenservice an. Die Auskunft, dass ich auf der Warteliste für eine kurzfristige Aufnahme innerhalb 24 Stunden stehe, beruhigt mich nicht wirklich, denn wie viele auf dieser Liste stehen und wie lange ich evtl. noch warten muss, kann mir die nette Dame nicht beantworten. Sie gibt mir aber einen Tipp: wenn ich mich für eine andere Klinik (Schwesterklinik), die in Hessen liegt, entscheiden würde, wäre die Wartezeit wesentlich kürzer. Ich müsse dann nur kurz schriftlich mitteilen, ob sie meine Daten an diese Klinik weiterleiten darf. Nach dem Gespräch falle ich in ein tiefes Loch und rufe Anni an, die sofort dafür ist, das Angebot anzunehmen. Der Standort wäre nebensächlich. Vor kurzem erst habe ich mich mit dem Gedanken angefreundet nach Bayern in die Berge direkt an einen wunderschönen See zu kommen und jetzt soll ich im Norden, in der die ganze Verwandtschaft meines Mannes nur ein paar Kilometer von der Klinik entfernt wohnt, untergebracht werden. Wieder tut sich ein Abgrund vor mir auf. Ich möchte weinen, aber ich kann es nicht mehr. Ich erschrecke über meine Gefühlskälte. Ich kann nicht mehr lachen und kann für keinen Menschen irgendeine Empfindung verspüren, nicht einmal zu meiner Familie. Jede Berührung nehme ich regungslos hin.

Es ist Freitag und ich bitte um Bedenkzeit bis Sonntag.

Heute ist Samstag und ich habe mich für die schnellere Klinikaufnahme entschieden. Ich kann nicht mehr. Per Fax schicke ich die Einverständniserklärung an die Klinik im Süden, dass sie mich alternativ in der Klinik im Norden vormerken soll. Ich merke immer deutlicher, dass ich nicht mehr lange warten kann. Ich habe keine Kraft mehr. Mein Drängen, wieder ganz gesund zu werden, ist größer als die Lage der Klinik. Ich bestehe nochmals nachdrücklich auf ein Einzelzimmer, das trotz meines chronischen Hustens abgelehnt wurde. Ich bin entsetzt und fühle mich als Mensch zweiter Klasse. Wut steigt in mir hoch. Umgehend rufe ich in der Klinik in Nordhessen an und frage nach einem Einzelzimmer. Das Pauschalangebot von 400,-- € Zuzahlung ist mir das Zimmer wert. Ich sage endgültig zu. Die Klinik im Süden kann mich mal.

Drei Wochen sind vergangen und ich habe immer noch keinen Einlieferungstermin. Mein Zustand ist unverändert schlecht. Ich möchte gerne Weihnachten wieder als „geheilter" Mensch zu Hause sein. Auch schon wegen meiner Schwiegertochter und ihres freudigen Zustandes. Mein Enkel wird voraussichtlich im März zur Welt kommen und er bzw. sie soll mich als liebenswerten Menschen kennen lernen.

Mein Therapeut für den Rücken, bei dem ich zwei Mal in der Woche Termin habe, will mich aus der Reserve locken. Er sagt Dinge wie „ich solle lernen ‚nein' zu sagen und es gäbe Schlimmeres". Er erzählt mir von seinem Schicksal. Nach der Behandlung bin ich nicht gut auf ihn zu sprechen und ärgere mich. Beim nächsten Mal nehme ich mir vor nichts mehr zu sagen. Ich will bockig sein, doch es kommt anders als geplant. Freundlich fragt er bei meinem nächsten Termin nach meinem Befinden. Ich sage nur: „gut". Er verbessert mich und meint: „besser". O.k. er hat ja Recht. Er schafft es nach langem Bohren mich zum Reden zu bringen. Ich sage, dass ich normalerweise ein Kämpfertyp bin, was er mir aber nicht glaubt. Um es ihm zu beweisen, erzähle ich ihm in kurzen Zügen von dem Brand und von meiner Alzheimer-Mutter. Er schenkt dem Erzählten wenig Bedeutung und fragt, ob ich diesen jetzigen Zustand schon öfters gehabt habe. Und ob ich diesen hatte, doch diesmal ist es anders. Ich bin kränker als je zuvor. Mit einer besseren Verfassung gehe ich nach Hause, wo mich ein Brief von der Klinik im Norden erwartet. Mein Puls rast. Allerdings erwarte ich keinen Aufnahmetermin, da der Umschlag ohne Unterlagen, die ich bestimmt bei definitiver Aufnahme zugeschickt bekommen hätte, zu dünn ist. Ich habe Recht behalten. Er enthält nur ein Formschreiben, bei dem angekreuzt ist, dass die Vertragsunterlagen fehlen.

Es ist kurz vor 17.00 Uhr und ich rufe sofort an, erfahre aber, dass sich das Schreiben durch Vorlage der kompletten Unterlagen von gestern überschnitten hätte. Auf Nachfragen an die Dame vom Patientenservice, ob sie wisse, wann ich aufgenommen werde, erhalte ich zur

Antwort: „In zwei Wochen können Sie anreisen und ein Einzelzimmer geht in Ordnung." Total aufgeregt lege ich auf und rufe Anni an, die auf diese Nachricht sehr erfreut reagiert.

Noch gestern rief mich eine Patientenberaterin von meiner Krankenkasse an und teilte mir mit, dass sie einen Vertrag mit einer Psychosomatischen Klinik im Allgäu hätten und ich dort schneller einen Termin bekommen würde. Ein Einzelzimmer wäre dort selbstverständlich. Ich schaue sofort im Internet nach. Es sieht dort recht schön aus und es hört sich alles recht gut an. Anni rät mir aber trotzdem zu der anderen Klinik, da diese ihrer Meinung nach mehr Fachärzte und Therapien anbieten würde. Trotzdem rufe ich die Patientenberaterin zurück und frage, wie lange dort die Aufnahmezeiten sind. Momentan bin ich nämlich nicht mehr sicher, ob es im Norden wirklich in den nächsten Wochen klappen wird. Wir haben jetzt Ende Oktober und Ende November, evtl. auch früher, würde ich in der Klinik im Allgäu aufgenommen, müsste aber über Weihnachten dort bleiben. Nach dem Gespräch rufe ich wieder in der Klinik im Norden an und frage nach dem Aufnahmetermin. Überraschenderweise wird mir mitgeteilt, dass ich für übernächste Woche (Mitte November) vorgesehen bin. Den genauen Termin erhalte ich nächste Woche schriftlich. Wieder steigt mein Adrenalinspiegel und ich sage meiner Krankenkasse für die Klinik im Allgäu ab.

Eine Woche ist vergangen und ich habe, es ist Mittwoch, wieder keine Nachricht im Briefkasten vorgefunden. Ich rufe an und frage nochmals nach. Die Auskunft ist niederschmetternd. Es verzögert sich nochmals um eine Woche, ich würde aber ganz oben auf der Warteliste stehen. Super, jetzt habe ich alles für meinen „Abflug" organisiert und mich von wichtigen Menschen fast verabschiedet. Jetzt stehe ich wieder im Regen. Ich verspüre wieder eine Wut im Bauch, die mir die Kehle zuschnürt. Diese Ungewissheit macht mich noch wahnsinnig. Weihnachten in der Klinik, damit habe ich mich bereits abgefunden.

Meine Krankmeldung gilt nur noch bis Ende nächster Woche. Muss ich jetzt nochmals wegen einer Verlängerung zum Psychiater? Am Montag steht der Gerichtstermin, Klage gegen die Versicherung wegen dem Brandschaden, bei dem mein persönliches Erscheinen angeordnet ist, an. Ich kann nicht mehr. Eine normale Krankmeldung als Begründung meiner Abwesenheit reicht laut meinem Anwalt in diesem Fall nicht aus. So langsam nervt mich das ganze hin und her und ich möchte endlich Gewissheit, wie es weiter geht.

Seit dem Wochenende habe ich wieder Probleme mit meinem asiatischen Pächter, der die Nebenkostenrechnung sowie die anstehende Pacht nicht zahlt. Außerdem habe ich den Verdacht, da er fremden fernöstlichen Leuten das Lokal und die Außenanlagen gezeigt hat, dieses gegen Bares loszuwerden. In der Gastronomie ist es Gang und Gebe, sobald ein Pächter einen Nachpächter liefert, erhält er von diesem eine nicht unerhebliche Ablösesumme. Die angeblichen Interessenten, das Autonummernschild deutet auf ein anderes Bundesland hin, fragen meinen Mann, ob er der Verpächter sei. Er vereint dies, da mir das Haus alleine gehört. Ich informiere umgehend meinen Anwalt Nummer 2, der für Pachtrecht zuständig ist und äußere meine Bedenken, da ich Schlimmes vermute. Ich habe Angst vor der Lawine, die ich vor mir sehe und die auf mich zurollt. Meine Brust fängt an zu schmerzen, ich halte das alles nicht mehr aus. Ich will einfach nicht mehr ständig agieren. Doch so lange ich da bin, führt kein anderer Weg daran vorbei. Ich muss weg, ich will leben! Jede Woche, die ich länger hier bleibe, macht mich kränker.

Der erste Gerichtstermin in Sachen Gaststättenbrand, bei dem ich aufgrund des ärztlichen Attestes nicht anwesend sein muss, setzt mir trotzdem sehr zu. Mein Mann und meine Familie möchte ich so gut es geht davon verschonen. Zum Ersten, weil sie selbst nicht unter Arbeitsmangel leiden und zum Zweiten sich nicht aus Zeitgründen darum kümmern können.

Meinem Anwalt Nummer 1, der seit eineinhalb Jahren den Fall behandelt, schreibe ich einen Brief, in dem ich mitteile, dass ich physisch und körperlich nicht mehr in der Lage bin, an der Verhandlung teilzunehmen. Für den Richter füge ich eine von mir erstellte Gesamtfassung der Ereignisse vom Brandtag bis heute, in dem vor allem die Zermürbungstaktik der Versicherung aufgeführt ist, bei. Ebenso lege ich eine Kopie der Krankenhauseinweisung inklusive Diagnose dazu. Der Schlusssatz an meinen Anwalt lautet: „Bitte handeln Sie so, als ob Sie persönlich der Geschädigte wären."

Leider ist das nicht mein einziger Kummer. In meinem Haus stehen zur Zeit zwei Wohnungen leer. Eine renovierte, für die mir jetzt eine Monatsmiete fehlt, weil der Interessent abgesprungen ist und eine zweite unrenovierte, in der meine Mutter bis vor einem Jahr wohnte. Aus Kostengründen (Zuschuss für Pflegeheim) bin ich gezwungen die Wohnung zu vermieten, vor allem aber renovieren zu lassen. Nur wo fange ich an? Eine Komplettlösung kommt aus finanzieller Sicht nicht in Frage, dazu müsste man diese von Grund auf sanieren. Ich kann es mir nicht leisten, da meine Außenstände zu groß sind. Allein aus der Brandgeschichte stehen mir noch über 60.000,-- € zu, von den Anwaltskosten ganz zu schweigen. Monatlich fallen ca. 300,-- € Zinsen für die eigens aufgenommenen Kredite aus der Brandsache an. Wenigstens in Küche und Schlafzimmer müssen aus Energiegründen vier Fenster ausgetauscht werden. Also kümmere ich mich um Handwerker und Angebote. Mein Terminkalender wird täglich voller und meine Kraft weniger. Immer wieder packe ich Kleidung und Hausrat meiner Mutter, die immer noch in der Wohnung lagern, in Kisten und Säcke. Ich habe das Gefühl, nie fertig zu werden und bin froh, wenn alles entsorgt ist. Im Dezember hilft ein Bekannter zumindest die Bodenbeläge zu entfernen und die Wohnung ordentlich herzurichten. Um vieles, wie auch die Vermietung, noch regeln zu können, schalte ich eine Zeitungsannonce. Das Haus ist zu einem Fass ohne Boden geworden. Ich will es nicht mehr. Zuviel Geld und Energie haben meine Familie und ich investiert. Mein Sohn hat sich auf dem Grundstück einen Bauhof für seine Gartenbaufirma eingerichtet. Wäre dies nicht geschehen, hätte ich das verdammte Haus verkauft (mit Sicherheit unter Wert) und müsste nicht den Weg, durch den ich jetzt durch muss, gehen. Selbst mein Sohn, der mich immer wieder zum Weitermachen motiviert hat und auch immer noch tatkräftig mit hilft, ist so weit, dass er am liebsten alles hinschmeißen würde. Es ist zum verzweifeln. Ich habe mich bis heute immer wieder aufgerappelt und weiter gemacht, bin mir aber nicht mehr sicher, ob das, was ich tue, überhaupt richtig ist. Ich würde mir wünschen, es würde mich jemand aus diesem Sumpf herausziehen und alles regeln. Mein Akku ist leer, eine Ladestation nicht in Sicht.

Mit meiner Mutter muss ich innerhalb drei Wochen zum dritten Mal zum Augenarzt, da dieser bei ihr eine ansteckende bakterielle Entzündung in den Augen diagnostizierte. Ein roter Fleck an meinem rechten Auge veranlasst mich, den Arzt einen Blick darauf werfen zu lassen, ob ich mich eventuell angesteckt haben könnte. Dies ist zwar nicht der Fall, aber es entwickelt sich ein Ekzem, das mit einer Kortisonsalbe behandelt werden soll. Laut Kontrolltermin eine Woche später gibt es Entwarnung, doch bereits einen Tag später ist der rote Fleck, der sich zusehends ausbreitet, wieder da.

Es geht mir wieder besser, bis zu dem Zeitpunkt, als ich einen Blick auf mein Hauskonto werfe. Die Pacht für November ist nach über einer Woche Verzug immer noch nicht eingegangen. Ein Brief des Pächters, den mir mein Mann aus Gründen meiner devoten Lage vorenthält, klemmte an unserer Autoscheibe. Meine Nerven machen das nicht mehr mit. Mein Mann nimmt die 3 randvoll gefüllten Brandordner von meinem Schreibtisch. Er will sich jetzt selbst um die Angelegenheit kümmern. Auf der einen Seite ist mir das sehr recht, auf der anderen habe ich Angst, dass er es nicht schafft und zu langsam an die Sache heran geht. Ich denke, ich sollte ihm mehr vertrauen.

Wann bekomme ich endlich einen Termin in der Klinik? Fünf Mal habe ich bereits telefonisch nachgefragt. Bald habe ich keine Lust mehr zu gehen. Meine Stimmung ändert sich von Tag zu Tag. Den Alltag kann ich momentan wieder besser bewältigen, unangenehme Dinge belasten mich sehr. Ich fange an Probleme in meine vollen Schubladen zu packen und den Kopf in den Sand zu stecken, mit dem Wissen, dass ich in absehbarer Zeit meine Zelte hier abbrechen werde. Ich kann wieder Mal aus meinem Umfeld flüchten, wenn auch in eine andere Richtung und mit Hilfe von entsprechenden Therapeuten. Ich hoffe, das funktioniert, denn bei meiner Bekannten, die jetzt gerade mal zwei Monate aus der psychosomatischen Reha zurück ist, habe ich nicht den Eindruck. Sie meint zwar ihr geht es gut, aber wenn ich ihre Äußerungen höre wie: „Am liebsten würde ich meine Koffer packen und zurück in die Reha gehen", oder „meine Familie kotzt mich an", oder „mein Mann hat mit meiner Veränderung Probleme", oder „ohne Gruppentherapie schaffe ich es nicht", kommen mir natürlich Zweifel. Ich scheue mich vor dem ganze Psychogedönse, das mich nach Aussage der Betroffenen mein Leben lang begleiten soll.

Ich erfahre von meinem Mann, der mit Anwalt Nr. 1 sprach, dass meine Anwesenheit am Gerichtstermin erforderlich ist, wenn ich bis dahin nicht in der Klinik bin. Ansonsten sollte ich mir attestieren lassen, dass ich psychisch nicht in der Lage bin, diesen Termin unbeschadet zu überstehen. Der Termin ist bereits nächste Woche Montag, noch 7 Tage und die Klinik tröstet mich nur dahin gehend, dass ich eventuell in den nächsten Tagen kommen könnte. Das beruhigt mich nicht wirklich. Die Warterei ist unerträglich. Meine Wut auf all die unangenehmen Dinge, die momentan im Raum stehen, wird immer größer. Ich muss mich zusammenreißen, dass ich nicht Dritten gegenüber ausraste. Wenn ich nicht schreiben will bzw. kann, liege ich am liebsten vor der Glotze und lasse mich mit irgendeinem Nonsens berieseln. Eigentlich schade um jeden bescheuerten Tag. Ich muss unbedingt mein Gleichgewicht wieder finden. Ich bitte meinen Mann nochmals in der Klinik anzurufen und mit dem Klinikchef, dessen Handy-Nummer ich habe, selbst zu sprechen. Die Auskunft war auf der einen Seite nicht zufriedenstellend, da diese Woche definitiv kein Einzelzimmer, auf das ich ja bestehe, frei wird, hingegen der Termin in einer Woche, Mittwoch den 18.11., feststehen würde. Also genau in sieben Tagen, um genauer zu sagen 2 Tage zu spät hinsichtlich des Gerichtstermins. Dafür brauche ich jetzt, laut Rechtsanwalt, ein ärztliches Attest, dass ich an diesem Termin nicht vernehmungsfähig bin, das heißt nochmals zum Psychiater, nochmals 10,-- € Gebühr, wobei ich das noch als kleinstes Übel empfinde. Selbst mit dem Attest bin ich nicht aus der Sache raus. Es führt lediglich zu einer Terminverschiebung. Hört denn das nie auf? Ich komme mir wie ein Schwerverbrecher vor. Was habe ich getan, was habe ich falsch gemacht? Ist mein Schrei nach Gerechtigkeit nicht laut genug? Gibt es überhaupt Gerechtigkeit? Kann man überhaupt noch irgendjemand glauben oder Vertrauen schenken? Ich werde hart und härter, ich kann mich selbst nicht mehr erkennen. Ist das der Sinn des Lebens? Bin ich immer noch zu weich, zu gut, zu schwach, zu unfähig? Ich hasse mich dafür, vor allem aber, dass ich viele unangenehme Dinge an Menschen die ich liebe abschiebe. Es fällt mir unendlich schwer mich diesem Mieserium zu stellen. Ich will es nicht mehr. Ich kann nicht mehr. Ich will aber auch nicht andere damit belasten. Ich weiß nicht mehr was ich will, was ich tue und was ich fühle. Mir ist, wie wenn ein schwergewichtiger Mensch mit seinem Schuh auf meiner Brust steht, der mir den Atem abschneidet. Ich möchte losheulen, es geht nicht. Meine Tränen sind versiegt. Mit

Alkohol, heute Mittag zwei Gläser Sekt und einem reichhaltigen Mahl, versuche ich mich zu beruhigen. Danach Schokolade und mir ist schlecht. Der Schuh wandert Richtung Magen. Gut, dass ich keinen Schnaps mehr habe, obwohl ich jetzt guten Grund dazu hätte.

Heute, Samstag, erhalte ich Post vom Landgericht, dass der Termin für Montag auf unbestimmte Zeit verschoben wird. Nachmittags gehe ich auf eine Vernissage, an der mein Sohn mit seinen Bildern teilnimmt. Anni und ich holen meine Mutter zur Eröffnungsfeier, an der sie bis jetzt immer interessiert in der ersten Reihe gesessen hat, aus dem Pflegeheim. Es hat alles gut geklappt und mir geht es relativ gut, vor allem dass auch vier meiner Freunde anwesend sind und ich mich von ihnen persönlich, ohne Tränen, verabschieden kann. Ich kann nicht mehr weinen. Eigentlich ganz praktisch, hingegen keine Gefühle mehr auf der körperlichen Seite zu haben ist sehr belastend, vor allem meinem Mann gegenüber, der meinen Widerstand respektiert. Ich wäre an seiner Stelle bestimmt egoistischer. Seine Liebe zu mir ist etwas sehr Wertvolles. Er würde alles tun, damit es mir gut geht, nur sich mit meiner Krankheit auseinander zu setzen kann er nicht. Ich biete ihm an, die ersten Seiten meines noch unfertigen Buches zu lesen, doch dies lehnt er mit der Begründung, er möchte noch warten, ab. Ich denke er hat Angst vor dem, was ihn erwartet: mit meinem Innersten in Berührung zu kommen. Die Informationsbroschüre über Depressionen und Burn-out-Syndrom liegt seit längerer Zeit auf unserem Couchtisch unter der Fernsehzeitung. Ich hoffe, dass er diese irgendwann zur Hand nimmt und anfängt einige Passagen zu lesen. Für mich wäre das wichtig, um einiges an mir besser verstehen zu können. Der Freitod von dem Fußballspieler Roland Enke, der an Depressionen litt und keiner, außer seiner Ehefrau, davon wusste, hat meinem Mann plötzlich die Augen geöffnet, so dass er sich auf eine mir nicht zu beschreibende Art verändert hat. Seit dem stehen täglich Berichte über frühere Betroffene in sämtlichen Zeitungen, die Menschen aufrütteln sollen, diese Krankheit ernst zu nehmen.

4. Kapitel

In der Klinik

18.11. Abfahrt 6.00 Uhr – Ankunft 10.45 Uhr

Mein Mann bringt mich mit tausenden von Koffern in die Klinik. Nach der Autobahnausfahrt streifen wir an einigen Dörfern, die mich eher an Notstandsgebiete oder die ehemalige DDR erinnern, vorbei. Ohne Flair mit teilweise sehr heruntergekommenen Häusern, viel Weite und Nichts. Mir ist mulmig und ich tue dies auch kund. Mein Mann ist ganz meiner Meinung, schildert mir aber auch die Vorteile der guten Landschaft und der „Stadt", in der sich die Klinik, neben einem sehr schönen Schloss, befindet.

Eine freundliche Dame mittleren Alters, die sogenannte Co-Therapeutin, begrüßt mich und führt mich auf mein Zimmer. Sie riecht nach Tabak und ich versuche die Tatsache, dass es sich um eine Raucherin handelt, zu ignorieren. Ich habe keine Zeit das Zimmer zu inspizieren, da ich mich umgehend für den Aufnahmetermin bereithalten muss. Fünf Minuten für die Entrichtung meiner Notdurft werden mir dann doch noch genehmigt. Meinen Mann schicke ich zum Auto, um mein Gepäck zu holen. In der Zeit wird mein Blutdruck gemessen: 140:90, für mich relativ hoch. Anschließend stelle ich mich bzw. mein Psychotherapeut Herr Wenz mir vor. Ein gemütlicher Typ, der in meinem Alter sein müsste. Klar und deutlich formuliere ich meine Beschwerden, ohne ins Detail zu gehen. Er schreibt und schreibt, muss sich sogar noch ein neues DIN A 4 Blatt holen, um meinem Diktat platzmäßig nachzukommen. Ich stelle schnell fest, dass ich mit dem kann, er nach Aussage nach auch mit mir, denn ich habe sogar die Möglichkeit der Wahl, den Therapeuten zu wechseln. Seine Diagnose ist niederschmetternd. Ich habe eine schwere, nicht mittelgradige, Depression und Burn-out. Meine bescheuerte Frage, ob ich eigentlich berechtigt bin, hier zu sein, war überflüssig. Das Gespräch, eine geschlagene Stunde lang, hat mich doch ziemlich angestrengt und ich sage ihm, dass meine Brust schmerzt und ich ziemlich fertig bin. In Erwartung was da noch kommt, ahne ich Schlimmes. Ich fühle mich völlig aus der Bahn geworfen.

Die Verabschiedung von meinem Mann, der mit mir zusammen noch im Speisesaal Mittag gegessen hat, fällt mir komischerweise gar nicht schwer, denn weinen muss bzw. kann ich nicht mehr. Ich tröste ihn, dass er sich keine Sorgen machen müsse und es mir gut geht, ihm offensichtlich aber nicht. Ich bin nur noch müde, müde, müde.

Die Zeit zum nächsten Termin, ärztliche Aufnahme, nutze ich, um mein Zimmer, das sehr hell, nett und sauber eingerichtet ist, mit meinem Desinfektionsspray zu behandeln. Sich vorzustellen, dass nur wenige Stunden vor mir eine fremde Person hier sein Dasein verbracht hat, ist mir eklig. Nach dieser Arbeit packe ich meine Sachen aus. Jetzt erst schaue ich mir mein neues Zuhause richtig an. Das Bad ist großzügig in weiß gehalten mit WC, Dusche, Waschbecken und Handtuchheizung. Ganz wichtig, so meint meine Co-Therapeutin, ist die lange Schnur, an der man zieht, wenn es einem schlecht geht. Solche Notrufe sind im Zimmer dreifach als Schalter oder Telefon mit Alarmauslöser, wenn der Hörer 20 Sekunden lang nicht aufgelegt ist oder man eine bestimmte Nummer wählt, ausgestattet. Hoffentlich passiert es mir nicht in meinem Tran der leichten Verwirrtheit, versehentlich den falschen Schalter zu betätigen, denn angeblich komme da die ganze Ärzteschaft angerannt. Wie peinlich wäre das. Im ganzen Haus sind überall derartige Telefone oder Klingeln angebracht sowie Wassertrinkstationen mit Gläsern oder Bechern. Zurück zu meiner Behausung. Das Bett steht gegenüber einem großzügigen Fenster mit 2 Flügeln und sehr geschmackvollen Gardinen, mit Ausblick auf den ebenso großzügigen Innenhof, in einer Nische. Mein Schlaftier, ein knuddeliges weißes Etwas, das einem Bär, Hund oder Schaf ähnelt und Werner (wie mein Mann) heißt, liegt auf meinem Kopfkissen. So fühle ich mich nicht so alleine. Ein langer, mit zwei Containern bestückter Schreibtisch befindet sich links neben dem Fenster an der Wand, über dem ein Flachbildfernseher hängt, den ich vom Bett aus bequem sehen kann. Mein mitgebrachter Radiowecker steht auf dem Nachttisch, für dessen Bedienung der Weckzeit mein technischer Verstand jedoch nicht ausreicht. Ich hoffe, dass ich evtl. mit Hilfe eines Mitpatienten das Problem beseitigen kann. Der große Spiegel, der neben dem geräumigen Kleiderschrank hängt, ist mit Sicherheit dienlich und gut gemeint, richtig reinschauen möchte ich aber erst, wenn ich abgenommen habe. Doch damit solle ich mir, nach gut gemeintem Rat, nicht zusätzlichen Stress zufügen.

Die Zeit für den nächsten Termin, der ärztlichen Aufnahme, rückt näher. Ich suche, wie alle Neulinge, Wege, Stationen und Ärztezimmer. Es ist schwierig sich damit zurechtzufinden, da die Klinik, die übrigens erst seit zwei Jahren besteht, sehr futuristisch als Halbkugel gebaut ist. Ein Trakt pro Stock, es gibt insgesamt drei, ist mit Patientenzimmern und Lounge, einer mit Therapien und einer mit Ärzten angeordnet. Fast alle Leidensgenossen und - innen sind freundlich und weisen mir den Weg.

Frau Dr. Pater, eine mir sympathische Ärztin, ich denke auch in meinem Alter, führt das erste Gespräch mit mir. Sie ist entsetzt über meine „orthopädische" Krankengeschichte. Sehr einfühlsam rät sie mir erst einmal zur Ruhe zu kommen, bevor mein Terminkalender zu voll wird. Da die Kommunikation länger dauert als vermutlich geplant, bekomme ich kurzfristig für morgen noch einen körperlichen Untersuchungstermin. Danach ist Zeit zum Abendessen, es ist 18.00 Uhr. Todmüde gehe ich in den Speisesaal, der eher einer Kantine ähnelt und in dem es keine Sitzordnung gibt. Ich schnappe mir ein Brötchen, etwas Wurst und Käse und suche mir einen Beobachtungsplatz in der Ecke. Viele junge dünne Mädchen und ältere Personen reden miteinander. Ich fühle mich ein bisschen ausgeschlossen, bin aber zu müde um Kontakt zu suchen. Eine Frau, die mir gegenüber sitzt und zu mir passen könnte, spricht mich an. Sie ist gestern angereist und auch noch nicht richtig angekommen. Sie ist aus Kostengründen in einem Doppelzimmer untergebracht, fühlt sich dort aber überhaupt nicht wohl.

Nach dem Essen gehe ich auf mein Zimmer und laufe auf und ab. Ich würde gerne schlafen, geht aber aus zwei Gründen nicht: erstens ist um 19.30 Uhr Paten-Treffen, das heißt ein länger anwesender Patient führt die „Neuen" durch das Haus, und zum zweiten möchte ich wissen, dass mein Mann, der noch seine Verwandten in Kliniknähe besucht, gut zu Hause ankommt. So kann ich erst um 21.30 Uhr das Licht ausknipsen, kann aber wegen Übermüdung nicht einschlafen und wache, wenn ich mal schlafe, immer wieder auf und schaue auf die Uhr.

19.11., Donnerstag

Blutentnahme 7.40 Uhr. Mir geht es nicht besonders gut, ich bin müde und erschöpft. Die Urinprobe, die ich nach dem Aufstehen in ein Becherchen mit meinem Namen abgeben sollte, habe ich glatt vergessen, ein paar Tröpfchen sind dann aber doch noch zusammengekommen.

Um 9.00 Uhr ist gemeinsame Visite mit 24 Patienten, Ärzte und Therapeuten im obersten Stock. Viele Menschen sitzen in einem Halbkreis auf Stühlen. Mein Psychotherapeut Herr Wenz eröffnet die Runde und teilt allen mit, dass ich die Neuaufnahme bin. Gut, dass ich nichts sagen muss bzw. er nichts Weiteres über mich sagt. Zwei Patienten, die von den Therapeuten beschrieben werden und die selbst ein paar Worte über sich erzählen mit einem abschließenden Motto auf den Lippen, werden verabschiedet. Beiden hat der Aufenthalt sehr gut getan und für beide waren die sechs Wochen sehr kurzweilig. So eine Art von Visite habe ich noch nicht erlebt. Keine zehn Minuten später sitze ich wieder bei Frau Dr. Pater, die mich körperlich untersucht. Mein roter Ausschlag am rechten Auge gefällt ihr nicht. Sie veranlasst einen Termin beim Hautarzt. Als sie hört, dass ich nicht gut geschlafen habe, rät sie mir dringend zu stärkeren Baldriantabletten. Sie weiß, dass ich eine Aversion gegen Medikament habe. Trotzdem ist sie der Meinung, dass ich Psychopharmatabletten brauchen werde. Sie würde mir damit aber noch etwas Zeit lassen und abwarten, wie sich das ganze entwickelt. Damit kann ich leben.

Nach dem EKG beschließe ich, da ich keine Ruhe auf dem Zimmer finde, das Städtchen anzuschauen und einen Friseurtermin auszumachen. Meine Frisur sieht fürchterlich und langweilig aus. Um mein Herz zu streicheln, kaufe ich mir eine orange-rote Rose mit ein paar Gräsern gebunden und stelle sie auf meinen Schreibtisch neben meinem Laptop in Sichtweise, auch vom Bett aus. Es geht mir wieder besser. Ich habe ein Anhängsel gefunden bzw. sie mich. Es ist Steffi, 48 Jahre und aus Ostdeutschland. Wir möchten beide nicht über unsere Krankheiten reden. Ich glaube sie ist vernarrt in mich, denn sie sucht ständig meine Nähe. Außerdem gibt es da noch Claudia, die aber schon eine Freundin hat, doch das wird glaube ich kein Problem werden.

Die Nacht war besser als die davor, wenn auch noch nicht zu meiner vollen Zufriedenheit. Nach dem Frühstück und der Einweisung in den Fitnessraum ist Visite. Wieder sitzen alle im Kreis und wieder werden Neuzugänge begrüßt. Heute soll sich jeder selbst vorstellen, auch die „Alten" und jeder soll seine Lieblingsblume nennen. So ein Quatsch. Die meisten geben neben ihren Namen und Alter ihre Krankheit bzw. Krankheiten preis. Blumennamen wie Rose, Orchidee und Tulpen sind gefallen, bei mir war es der Klatschmohn (wie passend). Meine Nebensitzerin Claudia, die ich seit gestern kenne und die ähnlich gestrickt ist wie ich, sagt sogar neben ihrem Alter ihre Krankheit, obwohl wir der Ansicht sind, dass das niemanden etwas angeht. Ich bin baff, bleibe aber bei meiner Devise, außer meinen Namen und der Blume nichts zu sagen. Zum Schluss füge ich aber dann doch noch an, dass ich noch nicht angekommen bin. Gut, dass sich die Runde rasch aufgelöst hat. Ich lasse mir noch den Blutdruck, der etwas zu spinnen scheint, messen und renne zum nächsten Termin der „Neuvorstellung". Was stelle ich mir darunter vor? Es ist mir zu anstrengend darüber nachzudenken. Ich gehe einfach unvorbereitet, nachdem ich aufgerufen werde, in das Zimmer, in dem einige Stühle im Halbkreis mit Therapeuten, Ärzten und Psychiater sitzend stehen. Ich darf mich neben den „Chef" setzen, der auch schon loslegt und mir eine Frage stellt: „Was sind Ihre Beschwerden?" Ich schaue in die Runde und weiß nicht, was ich sagen soll.

Nach geraumer Zeit des Schweigens rede ich mit zitternder Stimme, dass ich von der Psyche körperlich krank geworden bin. Er fragt mich weiter, wie lange das schon gehen würde. Ich antworte: „Das Psychische seit 10 Jahren, mit Unterbrechung." Der Big Boss weist auf die lange Latte meiner Beschwerden hin und ist mit meiner Ärztin der Meinung, dass ich unbedingt Psychopharmaka brauchen würde. Zu meiner Überraschung höre ich mich sagen, dass ich mittlerweile der gleichen Meinung bin. Ich glaube, das war gut. Sechs Wochen müsse ich erst mal da bleiben. Ein Psychologe, den ich nicht kenne, erkennt, dass ich alles in mich hinein fresse und ich dieses unbedingt raus lassen müsse. Nach dem Gespräch geht es mir wieder viel schlechter und ich habe das Bedürfnis zu weinen, doch das geht immer noch nicht. Meine Augen sind, ohne nur eine Träne zu vergießen, rot. Zeit zum Überlegen bleibt mir nicht, denn mein Transporttaxi zum Hautarzt wartet schon. Ich sitze im Wartezimmer und denke mir, was mache ich da? Es kommt mir vor wie ein Film, der vor mir läuft und den ich nicht sehen kann. Was ist nur los? Die Hautärztin ist sehr nett und diagnostiziert wegen meines Ausschlags am Auge Dermatitis nach der Kortisonbehandlung. Sie verschreibt mir Antibiotika und rät zu Schwarzteekompressen. Die Röte meiner Augen haben nichts mit dem Ausschlag zu tun. Dies wäre ein Fall für den Augenarzt.

Zurück in der Klinik komme ich rechtzeitig zu meinen kurzfristig erhaltenen Termin zu Frau Dr. Pater, die mir gleich die erste, zuvor von mir abgelehnten Tabletten, gibt. Sie ist sehr besorgt und schärft mir ein, Hilfe zu holen, wenn es mir schlecht geht. Es ist Mittag und ich schreite auf den Speisesaal zu, als meine Co-Therapeutin auf mich zusteuert und fragt, ob es mir schlecht geht, da ich anscheinend nicht gut aussehe. Ich bejahe dies. Daraufhin bittet sie mich nach dem Essen bei ihr vorbeizuschauen. Dankend nehme ich das Angebot an. Ich erzähle ihr von meinen nicht mehr vorhandenen Gefühlen und dass ich keinerlei Kontakt mit meiner Familie haben möchte. Selbst mit meinem Mann, den ich über alles liebe, kann ich nicht mehr sprechen. Sie gibt mir zu verstehen, dass dies normal sei und ich mich nur noch auf mich konzentrieren soll. In meinem Zimmer angekommen wähle ich gleich die Nummer meines Mannes und erzähle ihm, dass es mir immer wieder schlecht geht und ob er verstehen könne, dass ich im Moment mit niemandem telefonieren möchte. Er ist so lieb und sagt sogar von sich aus, dass, wenn ich mit ihm auch nicht sprechen möchte, er das verstehen kann und vor allem nicht böse darüber ist. Ich bin erleichtert, da mich das Gespräch sehr angestrengt hat.

Es geht weiter mit der Einführung „Walking", das ich gerne als Therapie machen möchte. Mit Elan gehe ich mit der Gruppe mit und merke, dass es mir gut tut. Doch bin ich hinterher so erschöpft, dass ich nur schlecht Luft bekomme. Außerdem habe ich Durchfall und überlege, woher er kommt? Ist es von der vielen Rohkost am Abend oder von den Tabletten?

Durch das Schreiben komme ich etwas zur Ruhe, weil ich dadurch gezwungen bin auf meinem Stuhl sitzen zu bleiben. Ansonsten laufe ich oft auf und ab und habe das Gefühl Hummeln im Hintern zu haben. Ständig schaue ich auf die Uhr, um nichts zu versäumen. Den Terminplan kann ich mir einfach nicht merken. Ich lese den nächsten Termin, das Stockwerk und die Zimmernummer, laufe ein paar Schritte und habe alles wieder vergessen. Ist das nicht schrecklich? Zum Trost geht es anderen Mitpatienten genauso. Ich ertappe mich heute noch, nach drei Tagen, in die falsche Richtung oder in das falsche Stockwerk zu laufen. Mein Körper spielt verrückt, ich habe eine Leere in mir, die mich erschreckt. Nach Hause möchte ich nicht. Ich glaube ich bin hier richtig und vor allem gut aufgehoben. Ich muss keine Rechenschaft über meinen Zustand, der sich sehr verschlechtert hat, abgeben.

Bei der Blutdruckkontrolle vor dem Abendessen nimmt mich meine Ärztin, die sich sehr um mich kümmert, zur Seite und teilt mir mit, dass mein EKG doch nicht so gut wäre, wie sie es mir heute morgen sagte. Ich schlucke. Sie zeigt mir das Ergebnis anhand des EKG-Schreibers, habe dies aber nicht richtig begriffen. Es soll eine Verzögerung der Herzschläge sichtbar sein. Sie fragt mich, ob ich schon einmal Probleme hatte. Mein Herz war seither immer in Ordnung. Ein EKG und ein Langzeit-EKG wurden dieses Jahr bereits durchgeführt. Sie wird sich mit meinem Arzt in Verbindung setzen. Nach diesem Gespräch ist mir der Appetit vergangen, esse aber trotzdem, um

nicht beim Fernsehen in mein Care-Paket greifen zu
müssen, das mir meine Tochter für Notzeiten mitgege-
ben hat.

Wochenende

Nach einer Nacht mit wenig Schlaf gehe ich sehr zeitig
zum Frühstücken. Es versammeln sich nur ein paar wenige Mitpatienten, die sich auf einzelne Tische verteilen. Es
gibt keine Sitzordnung. Auf meinem Beobachtungsplatz
sehe ich wer kommt und geht. Keiner setzt sich zu mir, so
esse ich mein Brötchen, heute mit dick Leberwurst, Gur-
ken und Tomaten, alleine. Wegen der Vitamine quäle
ich mich noch mit einer großen Schale Joghurt und
Früchten ab.

An der Tablettenvergabestelle (Medizinische Zentrale)
sieht mich meine Ärztin und will schon wieder mit mir
sprechen. Ich bin erstaut, dass sie immer noch da ist. An
den Nachtdienst habe ich nicht gedacht. Sie eröffnet
mir, dass sie sich mit einem Internisten im Haus in Verbindung gesetzt hat. Daraufhin muss ich sofort die Einnahme der Antidepressiva absetzen. Die Nebenwirkungen sollen dem Herzen nicht dienlich sein. Dafür bekomme ich Magnesium, das nebenbei auch etwas beruhigend wirken soll.

Ich habe das Bedürfnis meinen Mann anzurufen. Er
merkt, dass es mir nicht gut geht und ist besorgt. Ich
betone mehrmals, dass mit mir alles o.k. ist. Er erzählt

mir, dass er zum Frühstück bei den Kindern eingeladen ist. Nachmittags will ihn sein Bruder mit Frau besuchen. Ein winziges Lächeln zieht sich über meine Mundwinkel als er verkündet, dass er extra für diesen Anlass gefrorene Torte von Koppenrat und Höfe gekauft hat.

Um mich abzulenken, vor allem aber weil es nötig ist, nehme ich in der nächsten halben Stunde meinen Friseurtermin wahr. So ist der Vormittag ausgefüllt. Am Nachmittag habe ich mich mit meiner neuen Freundin Steffi um 14.30 Uhr für die Stadtführung angemeldet.

23.11., Montag

Nach einer unruhigen Nacht, durch hämmernde Regentropen auf meiner Kunststofffensterbank, bin ich vor Mitternacht aufgewacht und konnte danach nur noch etappenweise schlafen. Dafür wache ich um 6.00 Uhr mit Schmerzen in der Brust auf, die im Laufe des Vormittags immer schlimmer werden. Vor jedem Termin macht sich in mir eine derartige Unruhe breit, dass meine Augen und mein Gesicht ständig erröten. Ich habe das Gefühl nicht genügend Luft zu bekommen. Dies beobachten auch alle Mitinsassen, die meiner Person näher kommen. Selbst im Cafe Emma, in dem sich die halbe Klinik trifft, sieht man mir meinen schlechten Zustand an. Mit Steffi an meiner Seite verlasse ich die Lokalität, um Luft zu holen.

Jeden Abend gehe ich sehr früh, das heißt um 19.00 Uhr, todmüde ins Bett, lege mir Schwarzteekompressen auf die Augen, schalte den Fernseher ein und bekomme den Film um 20.15 Uhr meistens nur am Anfang mit. Die Baldriantablette, die ich eine halbe Stunde vor dem Einschlafen nehmen soll, entfaltet kurze Zeit später ihre Wirkung.

Doch zurück zu meinem Tagesablauf. Als erstes steht die Patienten-Einführung auf dem Programm, zu der ich ohne Grund mit Herzklopfen erscheine. Es geht nur um Belangloses, welche körperlichen Beschwerden können bei Aufregung entstehen usw. Das wird schriftlich festgehalten, um sich ein Bild machen zu können, was und wie in der Klinik behandelt wird.

In der 50 minütigen Pause warte ich mit Rätsel und Stift bewaffnet auf den nächsten Termin, der Teamleitervisite im Aufenthaltsraum. Diese ist offen gehalten und man hat nicht das Gefühl ganz alleine zu sein. Mit einem Kloß im Hals und total aufgeregt betrete ich den Raum, in dem der Chef Herr Gub und zwei Therapeuten sitzen. Herr Gub sieht sofort was mit mir los ist und fragt, ob ich aufgeregt wäre. Ich solle mich doch bequem zurücklehnen. Er meint, dass mein Zustand sehr ernst ist und legt mir nahe, unbedingt Antidepressiva zu nehmen. Er verordnet mir ein anderes Medikament und rät mir, sofort jemanden im Haus zu informieren, wenn es mir schlecht gehen würde. Etwas benommen laufe ich wieder mal in die falsche Richtung zum nächsten Termin. Ich komme mir wie bekloppt im falschen Film vor. Es findet das Aufnahmegespräch für die Bewegungstherapie statt, mit der ich noch nichts anfangen kann. Ich bekomme zwei Blätter, auf denen eine Frau von vorne und eine von hinten abgebildet ist, die ich anmalen soll. Rot für die Stellen, die schmerzen, und Grün für die beschwerdefreien Stellen. Den Rotstift muss ich öfters einsetzen.

Nach dem erneuten EKG habe ich Zeit mit einigermaßen geordneten Gedanken zu Schreiben. Doch befreiend ist das im Moment noch nicht wirklich.

Etwas entspannter ist die Massage auf einem für mich sehr bequemen Massagestuhl. Die Therapeutin fühlt sich gut an. Sie ist erstaunt über meine massiven Verspannungen trotz ständiger Behandlung am Wohnort.

Gleich nach dem Mittagessen findet die stationsbezogene Basisgruppe statt. Es handelt sich um eine kleinere Gruppe mit 12 Personen, die sich sitzend im Kreis versammelt. Herr Wenz, mein Psychotherapeut, leitet die Gruppe. Seine Aufgabe besteht darin, diverse Probleme von Patienten anzusprechen und Lösungsvorschläge von den Mitpatienten aufzuschreiben. Vor jeder Sitzung gibt es die sogenannte Blitzrunde, bei der jeder sein aktuelles Befinden schildert und wie es dazu kam. Ich bin sehr aufgeregt und mir geht es nicht gut. Eine ältere Frau, die ich nur ein paar Mal gesehen habe, wird mit guten Sätzen von den schon länger Anwesenden verabschiedet. Auch die Betroffene schildert ausführlich, wie gut es ihr hier gefallen hat und dass sie sich wieder auf zu Hause, sie ist Rentnerin, freut. Den anderen scheint es anders zu gehen. Ich habe den Eindruck, dass sich manche nicht auf ihr Zuhause freuen. Ein junger Mann, der wie auch ich zu den Neuen gehört, spricht. Er erzählt, dass es für ihn schlimm ist, wenn andere am Tisch sich über ihre Krankheit und die Situation lustig machen. Er schluckt und Tränen laufen ihm über das Gesicht. Er hört auf zu reden. Sein Nebensitzer bringt ihm die Schachtel Taschentücher, die in jedem Raum liegen. Er tut mir leid. Ich würde ihn, obwohl ich das sonst nicht tun würde, am Liebsten in den Arm nehmen. Ich schätze, dass er im Alter meines Sohnes ist. Steffi ist auch in meiner Gruppe und sitzt neben mir. Wir sind die einzigen, die „nichts" sagen. Aber das ist auch o.k. Am Ende fragt Herr Wenz, ob es jemand schlechter geht als vorher. Daraufhin teile ich ihm vorsichtig mit, dass es mir etwas besser geht. Heute regnet es am Stück. Richtig hell wird es auch nicht. Trotzdem gehe ich mit Steffi in die Stadt. Die meisten Cafes sind heute geschlossen, so setzen wir uns in eine schnuckelige kleine Kneipe und trinken, Steffi Wein und ich alkoholfreies Bier. So wirklich schmeckt es mir nicht, aber ich habe mir vorgenommen keinen Alkohol zu trinken, zumindest nicht jetzt. Zudem herrscht in und außerhalb der Klinik absolutes Alkoholverbot. Der Abend endet wie gewohnt sehr früh.

24.11., Dienstag

Endlich habe ich bezüglich meines Herzens Entwarnung von dem Klinikinternisten bekommen und kann die verordneten Medikamente unbedenklich weiter nehmen. Trotzdem soll ich zur absoluten Sicherheit in absehbarer Zeit ein Langzeit- EKG und Blutdruckmessgerät bekommen. Erleichtert erwartet mich Frau Müller, die Physiotherapeutin zur Krankengymnastik. Es erfolgt eine ausführliche diagnostische Aufnahme mit einem kleinen Übungsprogramm. Nach einer kleinen Pinkelpause stehe ich vor der Türe meines Psychotherapeuten Herrn Wenz, der mich sehr freundlich empfängt. Er hat so etwas Beruhigendes und Gemütliches an sich, das an einen zerzausten Teddybären erinnert. Ich erzähle ihm wie es mir geht und wie ich mich fühle, dass mein Klumpen in meiner Brust herauszudrücken scheint und dass seltsame Dinge in mir und mit mir vorgehen.

Heute Nacht habe ich sehr schlecht geschlafen. Der Fernseher lief bereits um 4.00 Uhr. Herr Wenz, mit dem ich mich blendend unterhalten kann, welches ich ihm auch sage, möchte, dass ich ihm mein Leben von 0 an erzähle. Ich fange bei meiner Kindheit im Alter von ca. 11 Jahren an und merke, wie mich das aufwühlt. Als Hotelierstochter wuchs ich mit meinem kleineren Bruder mehr oder weniger in der Gaststube auf. Zur Schule hat mich keiner geweckt, geschweige denn Frühstück gemacht. Dies hätte das Personal übernehmen sollen, das ich aber nicht wollte. Mein Mittagessen erhielt ich nur, wenn die Bedienung einen Bon in die Kasse eintippte. Gegessen habe ich immer alleine unter Gästen. Ich war ein Gast. Ich muss schlucken und kämpfe mit den Tränen aber ich rede weiter. Meine Probleme wurden durch meine Mutter, die nur selten Zeit für mich hatte, am Stammtisch mit den Stammgästen besprochen. Das fand ich so schrecklich, dass ich mit ihr keine persönlichen, wichtigen Dinge mehr besprochen habe. Auch in Bezug auf weiterführende Schulen hatte ich keine Hilfe. Aus Eigeninitiative meldete ich mich, wie meine Freundin, an einer privaten Handelsschule an. Ich erwähne, dass ich die Stärkere von uns Geschwister war und somit „überlebt" habe. Mein Bruder ist leider untergegangen. Doch dies wird in einer anderen Geschichte zur Sprache kommen.

An dieser Stelle breche ich aus Zeitgründen ab. Ich bin total aufgewühlt und erregt. So komme ich etwas verspätet direkt zu meinem nächsten Termin, der Bewegungstherapie. Steffi war bereits dort und wollte mich schon suchen. Gestern haben wir noch über die „schwingende" Gruppe, die wir im oberen Stockwerk durch das Glasfenster von der Straße aus beobachten konnten, gelacht. Unser Kommentar: „Wir wollen nicht schwingen!" Und jetzt sind wir in genau so einer Gruppe und schwingen mit den Armen vor und zurück und beugen dabei leicht die Beine. Ich kann gerade noch einen Lachanfall verhindern. So stelle ich es mir im Kindergarten mit erwachsenen Männern und Frauen vor. Es folgen noch, insgesamt 50 Minuten, andere schwingende Bewegungen. Ich schwinge und schwinge bis ich merke, dass mein Kloß nicht mehr so sehr auf meine Brust drückt und ich etwas loslassen kann. Dies sage ich auch der Therapeutin, die sehr verwundert ist und es gut findet, da dies beim ersten Mal in der Regel ungewöhnlich ist. Ich bin stolz auf mich und brenne darauf, mich den kommenden Themen zu stellen.

Mittwoch, 25.11.09

Wieder eine Nacht mit vielen Aufwachphasen bis 5.00 Uhr. Heute bekomme ich mein zweites und künftig regelmäßig verordnetes Antidepressiva. Ich habe bezüglich der unzähligen Nebenwirkungen Angst und sage dies auch meiner Ärztin, worauf sie die Dosis um die Hälfte heruntersetzt. Der Start in die neue Gruppe ‚IG Depression' findet im Dachgeschoss in Kreisform mit 8 Personen statt. Eine Magersüchtige, die aussieht wie der leibhaftige Tod und sich nach der Pause verabschiedet, eine sehr männlich wirkende gestresste Frau, eine junge Mutter mit verweinten Augen, ein Mann, der sehr depressiv erscheint und den ich noch nie lachen gesehen habe, ein relaxter, dynamischer jüngerer Mann mit hochrotem Hypertoniekopf sowie zwei unauffällige, nicht einzuordnende Damen. Jeder bekommt ein weißes Blatt Papier mit einem Stift und dem Hinweis aufzuschreiben, wie sich die Depression bei einem selbst auswirkt. Mein Papier füllt sich in Windeseile, ohne auch nur ein winziges freies Plätzchen übrig zu lassen. Anschließend schreibt der Therapeut auf Zuruf Beispiele unter den Rubriken:

Gefühle, Gedanken, Verhalten und Symptome, auf eine Tafel. Meine Anspannung lässt langsam etwas nach, bis auf den Vorfall in der Pause, bei dem sich der Mann mit dem zu vermutenden Bluthochdruck mit dem depressiven Mimiklosen lauthals streitet. Ich laufe weg und kämpfe wieder mit den Schmerzen in der Brust. Selbst Dinge, die mich gar nicht betreffen, kann ich nicht mehr verkraften. Mein Fass ist wohl voll. Nachdem jeder zum Ende sagen soll, wie es ihm jetzt geht, bin ich kurz vor der Explosion und sage, wie ich mich fühle: schlecht. Schnell laufe ich, da ich eine größere Pause vor dem nächsten Termin habe, in die Stadt und kaufe mir einen großen Blumenstrauß. Danach geht es mir wieder besser. Nach dem Mittagessen ist die Basisgruppe, die zweimal wöchentlich stattfindet, wieder an der Reihe. Basisgruppe heißt, 12 Personen aus einer Station, die über den gesamten Klinikzeitraum zusammen sind behandeln mit dem Therapeuten ein Thema, das einer aus der Gruppe vorschlägt. Themen, die mit Krankheit, Verhalten und dem Umfeld zu tun haben. Erst wird ein Ziel an die Tafel geschrieben, danach beteiligt sich die ganze Gruppe, wie man das Ziel erreichen kann. Der Vorschlagende kommentiert hinterher, welcher Weg ihm zusagen würde. Diese und andere Gruppentherapien dauern 1,5 Stunden. Die Gruppenregeln lauten: Ausreden lassen, Stopp sagen, wenn es zuviel wird, alles Gesprochene bleibt im Raum, wir reden in der Ich-Form, wir gehen respektvoll miteinander um. Nach dieser anstrengenden Therapie gehe ich nochmals in die Stadt und kaufe mir ein paar wunderschöne weiche moderne Lederstiefeletten. An der Kasse erlebe ich eine freudige Überraschung, denn auf alle Schuhe gibt es heute 50% Rabatt. So habe ich kein schlechtes Gewissen, über die ansonsten nicht ganz billigen Stiefel. Die Belohnungen habe ich mir heute, glaube ich, verdient.

5. Kapitel

2. Woche in der Klinik

26.11., Donnerstag

Die Nacht bzw. mein Schlaf war sehr tief, allerdings nur bis 3.00 Uhr. Nach einer kurzen Fernsehtherapie bin ich wieder eingeschlummert und mit leichtem Schrecken erst um 6.45 Uhr aufgewacht.

Da ich zum Frühstück immer sehr früh erscheine, wollte Steffi, die bereits vor mir, und das will was heißen, am Tisch sitzt und sich Sorgen um mich macht, an meine Türe klopfen. Umgekehrt wäre mir das nie in den Sinn gekommen. Ich bin aber erfreut über so viel Anteilnahme.

An der Bewegungstherapie mit Schwingen in alle Richtungen nehme ich mit Lust teil. Es ist anstrengend, aber effektiv. Nach den Übungen setzen wir uns zusammen und reden mit der Therapeutin, wie wir uns jetzt oder während dem Schwingen gefühlt haben. Ich sage, dass ich mich befreit fühle, sogar Kraft schöpfen konnte, aber mir im Moment etwas Übel wäre. Sie kommentiert dies so, dass bei dieser Art der Therapie Symptome zum Vorschein kommen können, die auch sonst eine Rolle in unserem Dasein spielen und dass wir lernen, dagegen angehen zu können. Ich glaube ich mache Fortschritte, mir geht es gut. Noch besser geht es mir mit der Gruppe beim Nordic Walking. Die Luft, die ich wie ein Ertrinkender einsauge, und das rasche Gehen bestärken mein Befinden so, dass ich das Gefühl habe, ich könnte Bäume ausreißen und immer weiter laufen, laufen, laufen. Herrlich!

Die Wende kommt nach dem Mittagessen. Ich bin hundemüde und kann die Augen kaum offen halten. In der Cafeteria trinke ich einen Capuccino und unterhalte mich mit einer sehr lebhaften Frau meines Alters, die nächste Woche abreist. Das Gespräch wird anstrengend und ich gehe einfach weg. Ich bin froh, dass ich einen Termin bei meinem Psychologen Herrn Wenz habe. Er zeigt und erklärt mir die Auswertung der Fragebogenausfüllaktion, den ich in der ersten Woche in den hauseigenen PC eingab. Mein Depressionsgrad erreichte die Höchstpunktezahl und wird mit ‚schwer' bewertet, ebenso die Symptomatik: Müdigkeit, Kurzatmigkeit, Brustschmerzen, Schlafstörung, Gefühlskälte, starke innere Unruhe, Vergesslichkeit, Übelkeit, Magendrücken, Rückzug aus dem Freundeskreis, Angst vor der Zukunft usw. Meine Einschätzung war mit der des Therapeuten gleichzustellen. Könnte ich das Rad zurück drehen, hätte ich früher reagiert und mich fachlich behandeln lassen, um nicht so weit zu kommen, wie ich es jetzt bin. Ich erzähle weiter, in meine Kindheit vertieft, dass ich oft nach der Schule im vollbesetzten Lokal, wenn die Kellnerin krank oder nicht da war, bedienen musste, was mich sehr belastet hatte. Noch schlimmer war die Zeit im Freibad, in dem meine Eltern zusätzlich einen Kiosk betrieben, natürlich nicht ohne meine ständige Hilfe nach der Schule und am Wochenende. Ins Wasser durfte ich erst, wenn alle Badegäste das Becken verlassen hatten, da dies die Badezeit des ‚arbeitenden‘ Personals war.

Ich stocke bei der nächsten Erzählung, als ich des Öfteren von einem Stammgast unseres Lokals sexuell belästigt wurde. Es war für mich sehr eklig und schlimm. Ich sehe immer noch das Geschehene vor mir. Aus Scham und Angst erzählte ich erst niemanden von den vielen Vorfällen, bis es nicht mehr aushielt und mich meinem Bruder anvertraute, der dies wohl meinen Eltern weiter gab. Von der Zeit an hatte ich Ruhe. Ein Gespräch mit meinen Eltern hatte nie stattgefunden. Ich berichte auch von meinem sterbenden Vater, von dem ich mich ohne Worte verabschieden konnte und der, unter Morphium stehend, mit seiner entgültigen Verabschiedung, dem Tod, wartete, bis ich aus der Türe gegangen war. Ich bin fest der Überzeugung, dass er das so wollte. Er spürte, dass er mir damit einen Gefallen tat. Schweren Herzens und dem Kloß in der Brust, verarbeite ich das Gewesene mit Schreiben. Mehr ist dazu nicht zu sagen.

Direkt nach diesem Gespräch findet meine erste Stunde ‚progressive Muskelrelaxation‘ statt. Herr Jöb, ein norddeutsch aussehender Mann mit viel zu großen Füßen, die in orangenfarbene Turnschuhe stecken, leitet den Kurs und fängt mit angenehmer monotoner Stimme an Dinge aufzuzählen, die wir anspannen und auch wieder lösen sollen. Die ersten zehn Minuten rutsche ich unruhig auf meinem Stuhl hin und her, bis ich die Augen schließe und versuche, mich zu konzentrieren. Eine Weile sitze ich fast regungslos da, bis mich die innere Unruhe wieder packt und ich die Augen öffnen muss. Ich bedaure noch nicht so weit zu sein wie die anderen.

Beim Abendessen, es gibt immer schön dekorierte Wurst- und Käseplatten, verschiedene Brötchen und Brot, eine Salattheke mit teilweise frischen Salaten und nicht schmeckenden Soßen, die ich mir selber mittels Balsamico Essig und Olivenöl aufpeppe, gesellen sich neue Patienten an meinen Tisch dazu und wir haben viel Spaß miteinander. Pünktlich um 19.20 Uhr bin ich bettfertig und schalte den Fernseher mit meinen Lieblingssendungen ein. Ich denke, ich kann heute gut schlafen. Leider habe ich mich geirrt. Müde wälze ich mich ständig hin und her und finde keinen Schlaf. Ich bin eine Gefangene meiner Gedanken, die mich nicht loslassen und die ich nicht, wie schon so oft praktiziert, wegschieben kann. Das wird wohl an meiner visuellen Kommode liegen, in der es keine leeren Schubladen mehr gibt. Alle sind randvoll gefüllt und ich bin nicht in der Lage diese aufzuräumen bzw. zu entrümpeln. Klein Werner, mein Teddy, liegt achtlos neben mir. Ich würde ihn so gerne drücken, habe aber keinerlei Bedürfnis. Der arme Werner. Meine innere Unruhe ist unerträglich.

27.11., Freitag

Ich stehe früh auf und gehe innerlich zitternd mit Schmerzen in der Brust zu Frau Dr. Pater und erzähle mein Schlafproblem. Sie verordnet mir Schlaftabletten und erhöht die Dosis der Antidepressiva um das Doppelte. Wahrscheinlich auch deswegen, weil ich heute schweren Herzens, mit Stresshormonen geplagt, das erste Mal einen Brief an meine Tochter geschrieben habe. Sie anzurufen schaffe ich noch nicht. Hoffentlich verstehen meine Kinder, dass ich noch keinen Kontakt mit ihnen ertragen kann.

Ich verstehe mich selber nicht mehr.

In der Depressionsgruppe kann ich mich etwas von meinem Schlafdefizit ablenken. Es wird sehr anschaulich gezeigt, wie die Depressionsspirale immer weiter nach unten gehen kann und wie der Weg durch die Therapien, die hier durchgeführt werden, wieder nach oben tendieren kann. Ich schaue auf die Uhr und sehne mich nach dem Mittagessen und dem Vorhaben, mich nach dem Essen hinzulegen. Doch leider läuft dies anders als geplant. Die Zeit nach dem Mittagessen bis zum Nachmittagstermin beträgt nur 20 Minuten. Trotzdem lege ich mich kurz auf mein Bett, habe aber durch den Zeitdruck, zu spät zu kommen, Angst, einzuschlafen. Der Termin bzw. Vortrag über Psychopharmaka ist mir sehr wichtig. Meine Bereitschaft, diese Art Medikamente zu nehmen, ist noch nicht eindeutig positiv. Ein Arzt zeigt anhand von Bildern, wie die Stimmungsaufheller Serotonine helfen. Diese Arzneimittel beeinflussen den Stoffwechsel von Überträgersubstanzen im Gehirn, die sogenannten Neurotransmitter. Diese Stoffe dienen der Informationsübertragung von einer Nervenzelle zur andern an der sogenannten Synapse. Sie wirken nicht direkt auf den Stoffwechsel im Gehirn indem sie die Rolle der Neurotransmitter einnehmen, sondern über Umwege: nicht der Inhaltsstoff des Arzneimittels wirkt, sondern der natürliche Neurotransmitter, dessen Konzentration auf ein physiologisches Niveau = Gleichgewicht gebracht werden soll. Man wird von Antidepressiva nicht abhängig und Nebenwirkungen, die ab Einnahme ganz erheblich sein können, sind nach Absetzen der Präparate, in der Regel 6-12 Monate, nicht mehr relevant. Die Wirkung kann erst nach zwei bis vier Wochen eintreten. Die Laborwerte können sich verändern, weswegen bei Einlieferung ein Blutbild erstellt wird. Eine Vorschädigung z.B. der Leber kann somit auch festgestellt werden. Meinen mit Informationen vollgestopften Kopf kann ich kaum noch halten. So gehe ich direkt nach dem Abendessen, bewaffnet mit einer Schlaftablette, die ich dann doch nicht nehme, in mein Bett. Ich schlafe um kurz vor 20.00 Uhr ein. Eine Stunde später werde ich durch meine beiden eingeschlafenen Hände so rapide aus dem Schlaf gerissen, dass ich laut um Hilfe schreie und von Angst geplagt den Notschalter über dem Bett betätige. Ich habe das Gefühl, dass etwas Schreckliches mit mir passiert. Gleich darauf klingelt mein Telefon, zu dem ich mich hinschleppe und sage, dass es mir nicht gut geht. Sofort kommt eine Schwester angerannt und misst Blutdruck und Puls. Ich sage ihr, am ganzen Körper zitternd, dass ich nicht verstehen kann, was da eben passiert ist und mir es peinlich ist, den Alarm ausgelöst zu haben. Sie findet es in Ordnung und ruft die Ärztin, da sie das Gefühl hat, ich falle, da ich den Weg zur Toilette suche, gleich um. Die herbeigeeilte Ärztin, die ich nicht kenne, untersucht mich und stellt fest, dass es keinen Grund zur Beunruhigung gibt. Ich solle die Schlaftablette, die auch beruhigend wirkt, einnehmen. Danach schlafe ich ziemlich schnell ein, wache mit leichten Unterbrechungen um 4.30 Uhr auf und warte, bis der Tag anbricht.

28.11., Samstag

Mit Kopfschmerzen und leichter Benommenheit stehe ich auf und nehme mir vor, den Tag ruhig anzugehen, lege mich sogar nach dem Mittagessen hin und schlafe tatsächlich eineinhalb Stunden. Ich bin zum ersten Mal motiviert, vor allem nicht wie sonst übermüdet, den Fitnessraum aufzusuchen um ein bisschen zu trainieren.

Die Nacht überstehe ich leider nicht ohne Schlaftablette und bin trotzdem, wie fast alle Tage gegen fünf Uhr ausgeschlafen, fühle mich aber wohler als sonst. Das ausgiebige Frühstück in den frühen Morgenstunden genieße ich im fast leeren Speisesaal sehr. Bis Steffi und Stella, die Neue in unserer Runde, sich neben mich setzen, bin ich längst fertig, freue mich aber über witzige Gespräche und das befreiende Lachen, wenn wir über diverse Patienten, über die man nur den Kopf schütteln kann, lästern. Ich habe es sogar geschafft, mit knappen Worten, meiner Schwiegertochter, die heute Geburtstag hat, telefonisch zu gratulieren. Gestern hätte ich das nicht gekonnt. Die zweistündige Wanderung mit Steffi am

Sonntagmorgen tut richtig gut. Wir, beide Orientierungslose, stiefeln über Wald und Feld und genießen die raue Luft, die mit vereinzelten Sonnenstrahlen gepaart ist.

Ich gehe zeitig zu Bett, wache ausgeschlafen um 1.00 Uhr wieder auf und schlafe danach mit vielen Unterbrechungen wieder ein.

30.11., Montag

Benommen höre ich ein lautes Klopfen an meiner Tür. Es ist Steffi, die sich Sorgen macht, da es mittlerweile 7.30 Uhr ist und ich noch nicht am Frühstückstisch sitze. Eine halbe Stunde später habe ich den ersten Termin, den ich gestresst mit Hitzewallung wahrnehme. Die Einzelgymnastik bekommt mir gut, so dass ich langsam auf ein mittleres Level herabfalle. Herr Gub, der Chef der Station 5, ist bei der Teamleitervisite mit mir sehr zufrieden und meint, dass ich Geduld mit mir haben müsse. Heute bekomme ich das Langzeit-EKG mit fünf Kabeln, die an Saugnäpfen um meine Brust herum befestigt und verbunden mit einem Gerät mit Klettverschluss um den Bauch gebunden sind. Wegen dieses Hindernisses und meines schlechten Schlafs wer

de ich heute Abend ein Schlafmittel nehmen.

Bei der Muskelentspannung kann ich nur teilweise abschalten bzw. meine unangenehmen Gedanken verdrängen. Endlich Mittag, am Buffet gibt es Wildgulasch mit Pilzen, Knödel, Rotkraut und Rosenkohl. Lecker! Den obligatorischen Salat hätte ich aufgrund meiner übergroßen Portion weglassen können. Die Gier war wieder stärker und ich ärgere mich, da ich doch gerne abnehmen möchte. Gleich nach dem opulenten Mahl beginnt der Abschluss meines Therapieplanes für heute, die Basisgruppe. Christian, bereits 8 Wochen Gast im Hause, wird verabschiedet. Auf einem großen Blatt Papier, das an der Tafel hängt, kann ihm jeder schriftlich etwas mit auf den Weg geben. Auch wie andere ihn sehen kann festgehalten werden. Da Christian sehr lebhaft ist, sagt was er denkt und sich nicht alles gefallen lässt, habe ich geschrieben: Ein liebenswerter, kleiner Rebell. Alle lachen.

Das Gruppenthema von letzter Woche geht heute weiter: Der Weg zum Ziel: „Wie bzw. was sage ich meinem Umfeld, was mir fehlt." Mit dem Wort Depression können viele Menschen nicht viel anfangen und assoziieren damit psychische Schwäche. Diese Theorie habe ich auch lange vertreten, bis ich eines Besseren belehrt wurde. Depression ist eine Krankheit, wie eine Lungenentzündung oder ein Beinbruch.

Beim täglichen Telefonat mit meinem Mann frage ich ihn, ob er mich nächstes Wochenende besuchen möchte. Er freut sich über meinen Sinneswandel und sagt spontan zu.

1.12., Dienstag

Es ist vier Uhr und ich bin ausgeschlafen, bleibe aber noch liegen und höre mit in Schwarztee getränkten Kompressen auf den Augen Radio. Endlich bekomme ich die Verkabelung von meinem Körper entfernt und ich kann mit Walking, das mir immer sehr gut tut, starten. Es ist kälter geworden. Ohne mich duschen zu können eile ich zum nächsten Treffen mit meinem Psychotherapeuten, der mir mitteilt, dass er mit meiner Krankenkasse ein längeres Gespräch zwecks der Kostenübernahme geführt hat. Einer eventuellen Verlängerung hat sie ebenfalls zugestimmt. Silvester bin ich auf alle Fälle noch in der Klinik, kann aber einen Tag für die kommenden Weihnachtsfeiertage beurlaubt werden. Im Moment möchte ich das gar nicht. Herr Wenz meint, er sieht mich wie eine Puppe in einer Matryoshka. Er beobachtet oft meinen starren, beherrschten Gesichtsausdruck und meine innere Anspannung während der Visite und in der Basisgruppe. Dass ich es schaffen werde, glaubt er ganz fest. Ich gäbe alle Anzeichen dafür preis und ich hätte Verstand genug auf meinen Körper und meinen Geist zu hören.

Nach einer kurzen Pause geht es weiter mit der Bewegungstherapie, die für Außenstehende nur schwer nachzuvollziehen ist. Unter anderem gehen wir furchtbar langsam und ewig lange mit leicht kreisenden Händen bei jedem Schritt im Kreis herum. Am Ende sagt wieder jeder aus unserer Runde, wie er sich gefühlt hat. Ich erwähne, dass ich mit einem Kloß in der Brust hergekommen bin, der sich bei den ersten Spannungsübungen gelöst hat und nach diesem langsamen stupiden Gehen wieder kommt. Auch das mit geschlossenen Augen Hineinhören in den Körper musste ich vorzeitig abbrechen, da mir leicht Übel wurde und ich Angst hatte, die Kontrolle über meinen Körper zu verlieren.

Zum ersten Mal nehme ich meinen kleinen Werner in den Arm, decke ihn zu, verspüre aber nichts.

Durch einen Computerfehler steht für heute Nachmittag nochmals Walking auf meinem Programm, das ich aber freiwillig mitmachen werde. Mein Ehrgeiz ist auf einmal so stark, dass ich unbedingt daran teilnehmen möchte. Es ist herrlich zu zweit mit dem Therapeuten im Wald zu laufen.

Für heute war mein Sportprogramm so heftig, dass ich sehr früh einschlafe und sich mein Wecker das erste Mal um 6.30 Uhr meldet. Der Schlaf war zwar sehr unruhig, aber ich zwang mich nicht auf die Uhr zu schauen und sagte mir immer wieder in Gedanken: „Schlaf weiter." Es hat funktioniert.

2.12, Mittwoch

Schon zwei Wochen vorbei und ich bekomme endlich, da mein Bett voller Teeflecken ist, frische Bettwäsche. Das erfolgt turnusmäßig alle 14 Tage. Handtücher gibt es montags und donnerstags neu. Nach der täglichen Visite um 9.00 Uhr fängt die IG Depressionsgruppe an. Bei der üblichen Frage, wie es einem heute geht, sage ich, dass ich mich wie eine Dampfnudel fühle, denn mir ist es oft so warm und ich schwitze, welches ich den Tabletten zuschreibe. Außerdem bin ich ziemlich müde. Da kommt die anschließende Massage gerade richtig.

Bei meinem Routinegang zu meinem Postfach habe ich nach dessen öffnen Herzklopfen verspürt, denn ein kleines braunes Päckchen ist zum Vorschein gekommen. Schnell reiße ich es an mich und flüchte auf mein Zimmer, um es hastig aufzuschneiden. Ich muss lachen: ein in Servietten eingewickeltes Nikoläuschen, Bonbons, Kaugummis und Teebeutel kommen zum Vorschein. Ein ganz lieber Brief von meiner Tochter, die mir Mut macht und u.a. schreibt:

„Ich weiß, dass Du stark bist und ich zweifle keinen Moment daran, dass Du das alles schaffst und positiv aus dem Ganzen raus kommst, vor allem wenn Du Dir das in Deinen (Dick-) kopf gesetzt hast. Es dauert halt alles seine Zeit und die solltest Du Dir auch geben."

Wie treffend, typisch meine Tochter. Auch eine liebe Karte von ihrem Freund, die wie folgt lautet:

„Auch ich möchte Dir ein paar Zeilen schreiben und Dir mitteilen, dass auch ich an Dich denke. Ich wünsche Dir die nötige Kraft und Energie nur das Bestmögliche aus Deinem Aufenthalt zu machen und dass Du später mit positivem Gefühl auf diese

Zeit zurückblicken kannst. Weiterhin alles Gute und ich finde es echt toll, dass Du diesen Schritt gemacht hast."

Ich bin sehr beeindruckt und sprachlos. Mir ist zum Weinen zumute, aber ich kann nicht, noch nicht. Eine halbe Stunde vor dem Essen habe ich Zeit, um mir 5 gelbe Rosen und für Steffi einen lila Blumenstrauß (sie liebt Lila) auf dem Markt zu holen.

Gleich nach dem Essen ist schon wieder Basisgruppe Psychotherapie angesagt. Zwei Patienten werden mit lieben Worten verabschiedet. Das neue Thema, das Gott sei Dank erst nächstes Mal zur Diskussion steht, ist: „Das Recht am Arbeitsplatz". Ich sage, dass mir bei dem Thema bzw. dem Wort „Recht" flau im Magen ist und ich nicht weiß, ob ich die Runde durchstehen werde. Es ist mir erlaubt, wie allen anderen auch, wenn es mir nicht gut geht jederzeit die Gruppe zu verlassen. Ich gehe zur MZ (medizinische Zentrale) und lasse mir das Langzeit-Blutdruckmessgerät anpassen, um danach mit Steffi in die Stadt zu gehen. Alle viertel Stunde schaltet sich das Gerät an und pumpt so stark, dass mir der Arm weh tut. Nach zwei Stunden halte ich die Schmerzen nicht mehr aus und lasse mir die Manschette samt Zubehör auf eigenen Wunsch entfernen. Ich sage, dass ich im Moment damit überfordert bin. Es wird mir kein Vorwurf gemacht, es wird einfach ohne dummen Kommentar akzeptiert. Ich bin erleichtert, obwohl sich der Kloß in meiner Brust verstärkt und mir vermittelt, dass ich immer noch sehr dünnhäutig bin. Trotzdem gehe ich mit Erleichterung, wie immer, früh zu Bett.

6. Kapitel

3. Woche in der Klinik

Relativ gut geschlafen gehe ich um 7.00 Uhr zum Frühstücken. Das heutige Schwingen im Rahmen der Bewegungstherapie fühlt sich wieder sehr gut an, noch besser
das anschließende Walking in der Gruppe. Während der
Visite bekomme ich die gute Nachricht, dass mein Herz
richtig schlägt. Das einstündige Gespräch mit Herrn
Wenz, meinem Bezugstherapeuten, ist weniger anstrengend als ich dachte. Wir sprechen erst Allgemeines über
Mitpatienten, die nicht grüßen, was ich als unhöflich
empfinde, ebenso die Nichtbeachtung einiger Menschen, die mir ein Gefühl der Ausgeschlossenheit sugge-
rieren. Dann beginne ich mit meiner Lebensgeschichte
ab 1995, dem Jahr als mein Vater gestorben ist und ich
das Haus mit samt seiner Schulden übernommen habe.
Mein erster Fehler, wie sich herausstellt. Die Geschichte
mit meiner Kündigung im Betrieb wegen Mobbing, den
Aufbau meines eigenen Geschäfts und die gleichzeitige
Betreibung eines Cafés und dem daraus Entstandenen
beeindruckt Herrn Wenz sehr. Die Sache mit dem italieni-
schen Pächter, der weder Pacht noch Kaution bezahlte
sowie die Klage vor dem Landgericht, die auf einen
Vergleich hinaus lief, macht ihn sichtbar stutzig. Er meint,
dass das ganz schön viel sei. Daraufhin erwidere ich,
dass da noch mehr kommt. Er ist bestürzt und gleichzeitig neugierig auf das nächste Gespräch, welches erst
nächste Woche stattfindet. Er sagt mir, dass ich gut
chronologisch die Stationen meines Lebens erzählen
kann, ich käme ihm wie eine Bibliothekarin vor. Ich erklä-

re ihm, dass in meinem Kopf ein Film läuft, in dem ich die Hauptrolle spiele. Zum Abschluss fragt er mich noch, wie es mir jetzt geht. Ich antworte, dass sich Wut in mir breit gemacht hat. Er will die Wut näher beschrieben haben, worauf ich sage: Wut auf die Ungerechtigkeit, auf Menschen, die mir Schaden zugefügt haben und schadlos aus der Sache herauskommen. Wut auf die endlose Arbeit in dieser Sache, die letztendlich zu nichts führt, eine lange Zeit, in der sich nichts bewegt und vor allem den Kampf gegen eine Mauer. Die Macht der Versicherung, die mich am ausgestreckten Arm verhungern lässt, die Wut auf unseren Rechtsstaat, in dem die Unschuldigen bzw. die Geschädigten, die pünktlich ihren Verpflichtungen nachkommen, bestraft werden. Herr Wenz hat bedenken, ob ich angesichts meiner Erregung das Wochenende ohne Grübeln überstehen werde. Zuversichtlich und mit Überzeugung kann ich ihm diesen Gedanken nehmen.

4.12., Freitag

In der IG Depressionsgruppe lernen wir heute, wie die Serotonine und Neuroadrenaline Impulse in den Nervenzellen auslösen können. Es ist kompliziert aber verständlich. Als Hausaufgabe soll jeder eine positive Aktivität, die er für sich geplant hat, aufschreiben. Die Unterteilung soll in drei Kategorien vorgenommen werden: 1. Stimmung vorher, 2. Aktivität und 3. die Stimmung danach. Ich nehme das Beispiel Theaterkarte, die ich mir für die Aufführung „Der kleine Prinz" gekauft habe. Bei 1. Stimmung vorher habe ich geschrieben: Zweifel, Unsicherheit, Überwindung und Aufregung, da ich mich gestern durchgerungen habe die Karte, 3. Reihe Platz 11, ohne Begleitperson zu erwerben.

Als letzte Therapie für heute steht Progressive Muskelrelaxation auf dem Programm, bei der ich trotz Konzentration keinen richtigen Zugang finde. Aber ich bleibe am Ball. Meine Stimmung ist gut und ich fühle mich relativ wohl.

5.12., Samstag

Die Nacht war unruhig, schwitzig und kurz. Spontan entschlossen fahren Steffi und ich mit dem Zug in ein schönes Städtchen, welches 20 km von unserer Klinik entfernt liegt. Die Entscheidung hat sich gelohnt, denn es reiht sich ein Geschäft nach dem anderen mit mehr oder weniger tollen Klamotten. Obwohl ich noch nicht abgenommen habe, rät mir Steffi, die Sachen, die ich ausgesucht und probiert habe, zu kaufen. Es ist eine schwarze Jeans-Hose kombiniert mit einem lila Sweetshirt, die auch noch mit weniger Pfunden auf den Rippen passen sollte, ebenso die schwarze Weste, die offen getragen wird. Der auffallende Silberring mit lilafarbenen Zirkoniasteinen lasse ich mir zurücklegen, überlege es mir dann aber relativ schnell. Ich brauche diesen unbedingt, schließlich ist morgen Nikolaus und ich werde bestimmt kein Geschenk vor meiner Zimmertüre finden. Ziemlich erschöpft kommen wir „Zu Hause" an. Ohne Pause gehe ich in den dritten Stock, um an der Bastelstunde mit Kerzen, bei der ich mich angemeldet hatte, teilzunehmen. Ich nehme mir gleich zwei Kerzen und bemale die eine in Petrolblau und die andere in Rostrot, klebe Wachssterne in unterschiedlichen Größen darauf und verziere die Ränder mit goldenen Wachsstreifen. Es macht unheimlich Spaß und die Zeit vergeht wie im Flug. Steffi kam nicht wie verabredet. Sie war wohl zu müde. Der Tag war sehr kurzweilig, denn um 19.30 Uhr fängt bereits die Vorstellung des Kleinen Prinzen an. Erst bin ich enttäuscht, denn ich wusste nicht, dass es sich um ein Marionettentheater handelt. Auf den Werbeplakaten war dies nicht ersichtlich. Trotzdem bin ich glücklich über den abwechslungsreichen gelungenen Abend, der für einen erholsamen Schlaf sorgt.

6.12., Sonntag

Am Sonntag, es ist Nikolaustag, spaziere ich mit Steffi an den 4 km entfernt gelegenen See. Die zweistündig eingeatmete gute Luft ruft in mir, wie immer seit meinem Aufenthalt hier, Hungergefühle hervor. Um die Stunde bis zur Essenszeit zu überbrücken, trinke ich eine ganze Kanne Kümmel-Anis-Fenchel-Tee. Am Nachmittag gehen wir in die evangelische Kirche und hören uns andächtig das Adventskonzert an. Kinder und Erwachsene singen in Chören, es wird geflötet und die Bläser stimmen weihnachtliche Lieder an. Mein Herz ist ergriffen. Der anschließende Besuch in unserem Stammcafé, heute sogar mit Käsekuchen, bildet den Abschluss des freien Tages.

7.12, Montag

Mein dritter Termin heute ist das Kurzgespräch mit Herrn Wenz, dem ich die Aufzeichnung meiner Wut, wie zuvor beschrieben, in die Hand drücke. Er sieht darin Verbitterung, die mich, aufgrund meines Lebenslaufes, mein halbes Leben begleitet hat. Ich erzähle, warum ich so verbittert und wütend bin und merke, dass mich mein Reden so erregt, dass meine Augen anfangen zu brennen, jedoch ohne eine Träne zu vergießen. Herr Wenz zieht auch die Erwägung in Betracht, das Haus, das mir soviel Unheil beschert hat, zu verkaufen.

Völlig aufgewühlt, durcheinander in meiner Gefühlswelt, nehme ich die Teamleitervisite war. Herr Gub fragt nach meinem Befinden und notiert sich alle meine Angaben. Ich sage auch, dass ich mich hier beschützt, wie in Watte verpackt, fühle. Meine negativen Gedanken lasse ich einfach nicht zu. Er ist mit mir zufrieden und gibt mir mit auf den Weg, mich weiterhin aufgeschlossen therapieren zu lassen.

Nervös schaue ich ständig auf die Uhr, um meine Wäsche, die in der Waschmaschine weilt und in Kürze fertig sein wird, nicht zu vergessen. Ich mag es nicht, wenn ein anderer meine persönlichen Sachen aus der Maschine holt, da in der Waschküche nur zwei Geräte für die ganze Klinik zur Verfügung stehen und das sind immerhin 150 Leute. Es ist schon eklig genug, meine Wäsche in einer Massenwaschmaschine waschen zu müssen. Eine Aufhängmöglichkeit gibt es nicht, dafür aber drei Trockner. Da ich meine guten Stücke nicht unnötig Schaden zufügen möchte, verteile ich diese in meinem Bad und Zimmer. Der Geruch des Waschmittels übertönt den Duft meiner Rosen, die ich mir wöchentlich kaufe.

Als letzte Therapie für heute steht Muskelaufbautraining mit Steffi im Schlepptau auf dem Programm. Wir haben viel Spaß bei den uns total fremden, fast seltsamen Übungen, die mir eher für ein Kinderfest geeignet erscheinen. Eine Art runde Zeltplane mit Griffen an den Enden, die wie ein Fallschirm aussieht, soll jeder Teilnehmer anfassen und gemeinsam hoch und runter bewegen. Die Steigerung der Übung: einer nach dem anderen soll abwechselnd unter der Plane, wenn sie nach oben schwebt, durchgehen. Die 30 Minuten, in denen auch Dehnungen mit dem Terraband durchgeführt werden, sind kurzweilig.

Der Abend endet wie immer nach dem Abendessen auf meinem Zimmer. Sehnsüchtig warte ich auf den Anruf von meiner Tochter, die von meinem Mann grünes Licht bekommen hat, dass ich so weit bin und ich gerne mit ihr sprechen möchte. Wir freuen uns beide unsere Stimmen zu hören und miteinander eine Weile zu plaudern. Ich denke, dass ich bei ihr schlussendlich einen guten Eindruck hinterlassen habe. Zufrieden schlafe ich ein, obwohl ich ein schlechtes Gewissen habe, meinen Mann alleine mit den anstehenden Problemen zu lassen.

8.12., Dienstag

Ein Vampir in Gestalt einer Krankenschwester zapft mir Blut ab. Die anschließende Visite ist entspannt, dagegen die Bewegungstherapie mit Power und Ausdauer. Alle Mitpatienten einschließlich mir, die zuvor müde waren und das Programm durchgehalten haben, sind wieder munter. In meinem oberen Rücken spüre ich einen Knoten, der sich in der Mitte festsetzt. Meine Hoffnung, bei der anstehenden Krankengymnastik in der Richtung behandelt zu werden, wird leider nicht erfüllt, da die Therapeutin krank ist und der Termin ersatzlos ausfällt. Nach dem Mittagessen lege ich mich wegen meiner stärker werdenden Kopfschmerzen hin. Ich fühle mich matt, kraftlos und sehr erschöpft. Ich überlege, ob es Sinn macht am Nachmittag mit der Walking-Gruppe mitzulaufen, raffe mich aber trotzdem auf und gehe bei leichtem Nieselregen mit. Die Luft ist mild und klar. Mein Kopf wird freier, jedoch nicht schmerzfreier. Der Therapeut findet es gut, hält es sogar für wichtig, dass ich mich überwunden habe. Mit leichtem Stolz lasse ich den Abend mit meinen Lieblingsfernsehsendungen ausklingen.

9.12., Mittwoch

Mein Kopf brummt immer noch. Nach der Visite spreche ich Frau Dr. Pater an, mir eine Kopfschmerztablette zu verordnen, da es nicht erwünscht ist, mitgebrachte Tabletten bzw. ohne ärztliche Rücksprache einzunehmen.

Bei der Blitzvorstellung (kurze Beschreibung des aktuellen Befindens) in der IG Depression schätze ich meinen Zustand als müde, mit einem Knötchen in der Brust ein. Wir analysieren drei Personengruppen: Person mit Flugangst, Geschäfts-reisende und Touristen, wie diese auf die Ansage im Flugzeug, wenn sich die Landung um eine Stunde verzögern würde, reagieren. Das Ergebnis ist sehr aufschlussreich und interessant. Der Therapeut will damit vermitteln, dass die meisten Symptome bei der jeweiligen Angstperson ausgelöst werden. Das heißt, der Entspannteste in diesem Fall ist der Tourist. Ich glaube in diese Richtung möchten alle Beteiligten kommen. Wir erhalten noch ein Informationsblatt, auf dem Gedanken eines depressiven Menschen stehen und was man dagegen setzen kann. Ich finde mich in vielen Situationen wieder, wie zum Beispiel: „Herr S. hat mich nicht gegrüßt. Die mögen mich hier alle nicht!" Die hilfreiche Denkalternative wäre: „Herr S. hat mich nicht gegrüßt. Vielleicht hat er einen schlechten Tag oder war in Gedanken versunken." Oder: „Man muss mit allem allein fertig werden." Besser: „Warum soll ich es mir schwerer machen als nötig? Ich hole mir die Hilfe, die ich brauche!" Oder: „Ja, aber früher ging mir alles viel schneller von der Hand." Besser: „Das ist mir schon wieder ganz gut geglückt. Allmählich werde ich auch mein altes Tempo wieder erreichen." Für mich sind diese Aussagen Grund, mein Denken zu überdenken. So rase ich direkt zum nächsten Termin: Muskelaufbautraining mit Übungen mit und auf dem Pezziball. Nass geschwitzt ziehe ich mich um, nutze die halbe Stunde Freizeit, um auf dem Markt vier frische rosa Rosen zu kaufen. Gleich nach dem Mittagessen fängt die Basisgruppe Psychotherapie an. Vor der Pause falle ich in eine unendliche Traurigkeit, muss sogar den Raum kurzzeitig verlassen, als eine neue Mitpatientin weinend erzählt, dass ihr Mann vor sechs Wochen starb. Ein Gefühl der Zerrissenheit breitet sich in meiner Brust aus. Ein jüngerer Patient drückt das aus, was ich fühle. Er sagt mit belegter Stimme, dass ihm seine Probleme seit ein paar Minuten so banal vorkommen angesichts des Problems der Trauernden. Ich bin ergriffen und bestätige dies nickend. Herr Wenz versucht vorsichtig wieder Normalität in die Runde zu bringen, doch so wirklich klappt dies erst nach der Pause. Engagiert arbeite ich mit einigen Aussagen zu dem Thema: „Mir fehlt die Motivation bei der Arbeit." Ich stelle fest, dass ich mich als einzige Frau an dieser Thematik beteilige. Mein Knoten im oberen Rücken drückt durch meinen ganzen Körper, ein Gefühl, als stecke ein stumpfes Messer in mir. Ich hoffe, dass die Vertretung von Frau Müller mir in dieser Hinsicht z.B. durch manuelle Therapie helfen kann. Leider kann mir Herr Kunstmann, den ich als wenig kompetent einschätze, nicht helfen. Die Übungen, die er angesichts meiner linken verkalkten, schmerzenden Schulter mit mir macht, führen meiner Meinung nach nicht zu einer Besserung. Obwohl ich ihm wiederholt erkläre, dass sich zwischen meinen Schulterblättern eine Verhärtung befindet, ignoriert er dies ohne Begründung. So hole ich mir noch eine Schmerztablette auf Vorrat.

7. Kapitel

4. Woche in der Klinik

10.12., Donnerstag

Nach neun Stunden Schlaf mit nur kleineren Unterbrechungen fühle ich mich gut und freue mich auf meinen Therapieplan, denn heute stehen zwei Sportaktivitäten hintereinander auf meinem Programm. Als erstes die Bewegungstherapie, bei der ich meinen Knoten im Rücken etwas lösen kann. Danach gleich das rasche Gehen mit Stöcken, das in mir ungeahnte Kräfte frei setzt. Meine Stimmungen schwanken seit einer Woche im Laufe eines jeden Tages immer wieder, so dass ich deprimiert, müde und erschöpft bin. Ich versuche mich in der tiefen negativen Phase mit Sudoku oder Schreiben abzulenken, was nicht immer gelingt. Die Therapien, vor allem die mit Gesprächen verbunden sind, strengen ganz schön an und müssen am Ende des Tages verarbeitet werden. Mein Mann kommt morgen und ich kann nicht beschreiben, ob ich mich freue, ob ich eine gewisse Angst vor der Begegnung habe, oder ob ich traurig werde, wenn er am Sonntag wieder abreist. Ich hoffe, ich bin so weit, dass ich mir darüber keine Sorgen machen muss.

Dies erzähle ich auch meinem Therapeuten Herrn Wenz. Mit meiner Lebensgeschichte bin ich noch nicht durch, da der schwere Unfall des Freundes meiner Tochter längere Zeit in Anspruch genommen hat. Er findet es sehr gut, gibt mir sogar die Hand, als ich ihm sage, dass ich jeden Tag, ohne Fabian sehen zu können, in das Krankenhaus, in dem er im Koma lag, gefahren bin, nur um in einem kleinen Vorraum der Intensivstation zu sitzen und seine Nähe zu spüren. Vor allem, dass ich sehr darunter gelitten habe keine Nachricht über seinen Zustand durch meine Tochter erhalten zu haben. Ich fühlte mich ausgeschlossen und konnte meine Gefühle nicht mit ihr teilen. Ich sage Herrn Wenz außerdem, dass mich immer wieder eine Traurigkeit überfällt, die ich nicht zuordnen kann. Ich befinde mich in einem Ei, aus dessen Schale ich mich nicht befreien kann. Er notiert sich die wesentlichen Aussagen und meint am Ende des Gesprächs, dass ich mich auf einem guten Weg befinde und ihn irgendwann nicht mehr brauchen würde. Aufgewühlt sitze ich danach eine Stunde in der Lounge auf unserer Station und warte auf den nächsten Termin der Entspannungsübung, die mir heute das erste Mal gelungen ist. Ich konzentriere mich auf Herrn Jöbs monotone Stimme und höre in meinen Körper, spanne die Körperteile nach Anweisung an und löse diese wieder, versinke mit geschlossenen Augen so, dass ich das Gefühl habe, mein Oberkörper liegt auf meinen Oberschenkeln. Bei Überprüfung meiner Körperstellung nach dem Öffnen meiner Augen kann ich keine Verkrümmung meines Rückens feststellen. Ich frage Herrn Jöb, ob dies ein gutes Zeichen ist. Er bejaht dies. Erfreut über diese Reaktion schreite ich zum Abendessen.

11.12., Freitag

Eine sehr unruhige schlaflose Nacht liegt hinter mir. Schwitzend wälzte ich mich im Bett hin und her. Meine

Gedanken rauben mir den letzten Nerv. Ich nehme eine Schmerztablette und hoffe auf Ruhe in meinem Kopf und in meinem Körper. Unausgeschlafen wache ich durch Schritte im Flur auf und fühle, dass es Richtung 7.00 Uhr sein müsste, da um die Uhrzeit die erste Walkinggruppe ihren Einsatz hat. Mein Husten, der sich seit drei Wochen verabschiedet hat, ist wieder mein ständiger Begleiter, ebenso der unendliche Druck in meiner Brust und die Kurzatmigkeit beim Treppensteigen. Ich fühle mich innerlich haltlos und äußerlich sehr nervös, aber gleichzeitig unsagbar müde. Diesen Zustand beschreibe ich in der Depressionsgruppe bei der Blitzrunde. Die Therapeutin, die heute Herrn Wieser vertritt, fragt nach der Ursache. Wie aus der Pistole geschossen sage ich, dass mein Mann mich das erste Mal nach über drei Wochen besuchen kommt und ich nicht weiß, wie ich damit umgehen soll. Ich stehe kurz vor einer Explosion. Vor allem die Vorstellung, aus meiner Glaskugel herausgerissen zu werden, bereitet mir Angst und Sorgen. In der Pause laufe ich ununterbrochen im Raum auf und ab, um so Stress abzubauen. Es gelingt mir auch ein Stück weit, trotzdem ist mein Husten unerträglich.

Das Thema heute ist die Achtsamkeit im Alltag. Dazu sollen wir in unveränderter Sitzhaltung auf die Worte der Therapeutin achten und in uns hinein hören. Später sollen wir verschiedene Haltungen im Sitzen ausprobieren und die für uns bequeme einnehmen. Danach stehen alle auf Anweisung auf und gehen im Raum umher. Ich bin die Schnellste und beschreibe dies auch hinterher als ein stückweit Befreiung meiner Anspannung. Der Husten hat etwas nachgelassen. Die meisten haben andere Motive, die auch interessant sind. Dann kommt die Schachtel Rocher Kugeln zum Einsatz, von der jeder Teilnehmer, der sich als Außerirdischer outen soll, eine erhält und diese mit Genuss, in Unwissenheit über deren Existenz, essen soll. Empfindungen ohne Wertung sollen beschrieben werden. Ich sage aus meiner Weinverkaufs-zeit: „Angenehmer, langanhaltender Abgang." Bei vielen Gruppentherapien sorge ich meistens für einen Lacher.

Nachmittags ist wieder „Muskelzucken" (Progressive Mus-kelrelaxation) bei Herrn Jöb mit seiner angenehmen Stimme. Diesmal trägt er hellblau gestreifte Turnschuhe, die seine übergroßen Füße noch größer erscheinen lassen. Ich versuche ins Nirwana einzutreten, werde aber von übermäßigem Speichelfluss durch ständiges Schlu-cken in unangenehmen Stress versetzt. Laut Herrn Jöb wird diese Begleiterscheinung als Entspannung definiert. Ich bin begeistert und klopfe mir anerkennend auf die Schultern.

Bald kommt mein Mann und ich vertreibe mir die Zeit, um kopflos in die Stadt zu rennen. Es ist ziemlich kalt ge-worden. Ich beschließe diesen Zeitvertreib zu beenden und zurück in meine warme Stube zu kehren, doch nicht ohne nochmals in mein Postfach zu schauen, in dem mich eine Überraschung erwartet. Einen an mich adres-sierten weißen Briefumschlag mit gemalten goldenen Sternen versetzt mein Blut in Wallung. Er ist von meinen

Kindern, die sich im Kururlaub befinden. Ein zwei Seiten langer Brief meiner mit vielen lustigen Informationen über meine Enkelin und die unzähligen Kuranwendungen von meinem Sohn, veranlassen mich bei jedem Absatz laut loszulachen. Ich bin gerührt über die bunt verzierten Seiten und den gemalten Weihnachtsbaum über den farbigen Geschenken. Typisch meine Schwiegertochter. Um kurz nach 18.00 Uhr, ich fange gerade an in mein Brot zu beißen, betritt mein Mann mit zwei Taschen in den Händen den Speisesaal. Ich springe auf und gehe mit ihm vor die Türe. Er umarmt mich. Ich freue mich, habe aber auf der anderen Seite ein Gefühl der Fremdheit und bin etwas peinlich berührt, dass er mich vor allen anderen herzlich begrüßt. Ich schicke ihn mit dem Gepäck auf mein Zimmer und esse weiter. Es dauert keine fünf Minuten, da setzt er sich mir gegenüber und redet, auch mit Steffi und Stella. Die Vertrautheit, die ich plötzlich empfinde, fühlt sich gut an. Nach weiteren Umarmungen auf dem Zimmer und vorsichtigen Küssen, gehen wir mit meinen Freundinnen und einem neu dazu gesellten jungen Mann in die Scheune, ein nettes uriges Lokal mit Konservenmusik im Hintergrund. Wir trinken alkoholfreies Weizenbier, lachen viel und reden über dies und jenes. Nur als das Thema Arbeit aufkommt bitte ich meinen Mann um Innehaltung. Er versteht mich sofort und ist ruhig. Frühzeitig brechen wir auf und laufen die paar Meter zur Klinik. Wir sind beide sehr müde und verabschieden uns bis morgen.

Wochenende

Wieder eine einschlaflose Nacht bis zum frühen Morgen, an dem ich dann doch noch zwei Stündchen einschlummere. Später als sonst gehe ich in Erwartung, dass mein Mann bald kommt, zum Frühstücken, um danach gleich im Eingangsbereich meine Wartestellung einzunehmen. Warum ich ausgerechnet jetzt traurig werde, kann ich nicht verstehen, vor allem dass mein Husten wieder so sehr im Vordergrund steht, auch als ich meinen Mann begrüße. Er sorgt sich und fragt, ob angesichts meines Zustandes sein Besuch noch verfrüht ist. Nach einem Spaziergang mit Händchenhalten stellt sich mein Husten wieder ein. Beide sind wir froh darüber und genießen die Stunden nach dem Essen aneinander kuschelnd im Bett. Die körperliche Nähe, bei der es auch bleibt, steht im Mittelpunkt unserer Gefühle, die sehr innig sind. Er ist in seinem Verhalten mir gegenüber sehr vorsichtig geworden und begegnet mir mit großem Respekt, der keiner Worte bedarf. Am Abend sind wir beide sehr müde und verabschieden uns nicht nur aus diesem Grunde sehr früh voneinander, sondern auch, weil es schneit und ich kein Risiko eines Autounfalls eingehen möchte. Dafür verspricht er mir am Sonntag so früh wie möglich zu kommen. Mit von meiner Schwägerin gewaschener Wäsche trifft er wie angekündigt nach dem Frühstück ein. Eine ausgedehnte Wanderung in eisig klarer Luft lässt uns das Essen in einer von Mitpatienten empfohlener Pizzeria besonders gut schmecken. Im Nu ist es 14.00 Uhr, als wir die Klinik wieder betreten. Die körperliche Wärme und die Berührungen seiner Umarmungen lösen in mir Glück und innere Zufriedenheit aus. Der Abschied fällt mir nicht so schwer wie ich es mir ausgemalt hatte, da die 11 Tage bis Heiligabend, an dem mich meine halbe Familie besuchen wird, schnell vorbei gehen. Beim Abendessen erfahre ich, dass sich gestern, in 10 Wochen bereits die dritte Person, einen Stock über mir, in unserer Klinik umgebracht hat. Stutzig war ich, als gestern Polizei und fremde Männer zielstrebig das Gebäude betraten. Auf der einen Seite bin ich froh, die Frau nicht gekannt zu haben, und auf der anderen Seite sehr bestürzt über diese Ausweglosigkeit kranker Menschen.

14.12., Montag

Ausgeschlafen, weil ich mich nach dem Aufwachen noch ein paar Mal umgedreht habe, wache ich nach 7.00 Uhr auf. Steffi klopft eine halbe Stunde später an meine Türe um sicher zu gehen, dass bei mir alles o.k. ist. Heute Morgen habe ich sehr viel Zeit, da meine Termine erst nach dem Mittagessen beginnen. So nutze ich diese, um ein paar Besorgungen, bei strahlendem Sonnenschein und eisiger Luft, zu erledigen. Nach einem Gespräch mit einer Mitpatientin, der ich ein paar Details in Punkto meiner Mutter erzähle, geht es mir ganz gut. Ich denke, dass das wieder ein Schritt in die richtige Richtung ist, in dem ich mich öffne. Auch sind auf einmal oder bilde ich mir das nur ein, die „alten" Patienten viel netter und gesprächiger geworden. Ich bekomme

118

sogar von einer Frau, die mir nicht sonderlich sympathisch ist und mir sogar als nicht beachtungswürdig erscheint, einen kleinen Schokoladenengel geschenkt. Ich bin gerührt und nehme mir vor, meine Einstellung ihr gegenüber zu ändern. Erschrocken höre ich mich in der Basisgruppe, in der jede Woche nach einem Thema gefragt wird, sagen: „Wie kann ich Wut bekämpfen." Herr Wenz meint: „Nicht Wut bekämpfen, sondern wie lasse ich diese raus." Ein paar Männer aus der Gruppe finden das Thema gut und können sich darin wieder erkennen. Jetzt bin ich, ohne dass ich es wollte, mitten in meinem aktuellsten Problem gelandet und gebe dazu notgedrungen einiges Preis. Mein Adrenalinspiegel steigt, ich werde nervös und bekomme hektisch rote Backen. Herr Wenz stoppt aus Zeitgründen die Fragestunde, die gegen mich gerichtet ist, und vertröstet uns auf Donnerstag. Drei männliche Mitpatienten kommen auf mich zu und finden meine Aktion sehr gut, vor allem, dass ich mich endlich etwas öffne. Einer, der morgen abreist, macht mir Mut, da es ihm vor sechs Wochen ähnlich ging. Er habe aber durch sein Thema und die Lösungsmöglichkeiten der anderen viel Klarheit und Verwertbares aus der Situation ziehen können. Über diese männliche Anteilnahme bin ich unheimlich erstaunt, vor allem hätte ich damit nie gerechnet. Ich lerne hier Menschen kennen, die alle ihren Problemsack vor sich herschleppen und dabei trotzdem andere moralisch unterstützen. Mauritz, ein Finne der in Deutschland lebt, bietet sich sogar an, mir seine Geschichte, die zu meinem Thema passt, zu erzählen. Das Angebot nehme ich gerne an.

Ein Zettel hängt an der Tür zum Speisesaal mit dem Hinweis, dass heute Abend im 2. Stock Live-Musik mit Franco stattfindet. Eigentlich interessiert mich das nicht, obwohl Musik ein wichtiger Bestandteil meines Lebens ist. Aber an der Tür kurz hören möchte ich schon gerne. Silvia, die genauso denkt wie ich, geht mit zum Lauschen. In dem Moment öffnet sich die Tür und Franco singt wie ein junger Gott an seinem Keyboard. Keiner hätte das hinter dem stämmigen Kerl vermutet. Vom Rhythmus gepackt, tanze ich nach längerer Bedenkzeit wie ausgehungert mit Stella auf dem Parkett, auf dem noch mehrere Patientinnen ihren Körper im Takt bewegen. Meine Hemmschwelle sinkt immer mehr. Eine wahnsinnige Freiheit nimmt Platz im innersten meiner Gefühle ein. Verschwitzt und glücklich gehe ich nach fast zweistündigem Tanzen auf mein Zimmer.

15.12., Dienstag

Ich bin sehr müde und mein Kopf schmerzt. Die Bewegungstherapie lässt mein Leiden unterbrechen. Wir bewegen abwechselnd die Arme von der Körpermitte in Kopfhöhe, krallen dann die entsprechende Hand und kratzen in der Luft dem Körper abwendend waagrecht und anschließend außen senkrecht nach unten. Die seltsamen Übungen führen zu meiner folgenden Äußerung: „Ich habe das Gefühl durch das Krallen vor meinem Gesicht den Schleier meiner Probleme schichtweise wegzukratzen." Die Therapeutin ist sehr zufrieden. Es ist erstaunlich, was im Kern einer Seele passiert. Dies erzähle ich auch meinem Bezugstherapeuten Herrn Wenz. Auch er ist sehr angetan von meinen Fortschritten und würde mich gerne in die Tanztherapie stecken. Er hat auch meinen Mut in der gestrigen Gesprächsrunde bewundert und gratuliert mir. Ich sehe ihm an, dass er selber über meine positive Willenskraft eine Art Glücksgefühl verspürt. Mein Entlassungstermin ist für den 13. Januar mit der Option einer Verlängerung bis Ende des selbigen vorgesehen. Heute habe ich nur noch einen Walking-Termin, den ich alleine mit dem Sporttherapeuten wahrnehmen darf. Trotz meines schmerzenden Kopfes (ohne Tablette) genieße ich die frische Luft und das zügige Gehen sehr. Todmüde kann ich dem Fernsehprogramm kaum folgen.

16.12., Mittwoch

Gerädert und mit Brummschädel wache ich nach einer im Hüftbereich schmerzhaften Nacht auf. Bei Frau Dr. Pater bitte ich um Abhilfe meiner Beschwerden, in dem sie mir nochmals Massagen verordnen soll. Sie begutachtet meinen Therapieplan und stellt fest, dass ich diese Woche wenig Anwendungen habe. So will sie mir anstatt der Krankengymnastik, die bei meinem gezielten Problem und nach meinen Aussagen nach wenig bringt, zweimal die Woche Massagen und noch eine Gruppentherapie in Sachen Abschalten verordnen. Zufrieden ziehe ich Jacke, Stiefel, Handschuhe und Mütze an und genieße die Winterlandschaft, die über Nacht erstanden ist, indem ich in Begleitung tanzender Schneeflocken gemütlich in die Stadt marschiere. Die Sonne und die klare Luft, die nur durch den regen Autoverkehr getrübt wird, lassen mein Herz hüpfen. Zur Belohnung, es ist Mittwoch und die vierte Woche hier, kaufe ich mir eine edle weiße Rose, die sehr erhaben in meiner mit Tannengrün bestückten Vase aussieht. Die aufregende Basisgruppentherapie steht, da es heute mit meinem Thema weitergeht, an. Das Ziel wurde mit meiner Hilfe festgesetzt und lautet: „Ich will meinen Schaden ersetzt bekommen." Ein heißes Eisen, das von meinen Gruppenmitgliedern in Richtung „aufgeben" zugunsten meiner Gesundheit tendiert. Bei meiner anschließenden Bewertung an der Tafel über diverse Aussagen muss ich feststellen, dass es eigentlich gar keine andere Möglichkeit gibt als aufzugeben. Diese Tatsache stelle ich mit nicht 100 % Überzeugtheit in den Raum. Ich bin sehr erregt und gleichzeitig überrascht über meine Einsicht darüber nachzudenken. Ohne Pause und ohne es zu merken arbeiten wir die eineinhalb Stunden durch und sind alle erstaunt, dass die Zeit so schnell vorbeigegangen ist. Ingo, ein sehr empfindsamer und kluger junger Mann, spricht mich vor der Tür an und erzählt mir von seinem Bruder, der einen schweren Autounfall hatte und jetzt körperlich und geistig behindert ist. Seine Mutter, der es genauso ging wie mir jetzt in Punkto Entschädigung, Rentenanspruch usw. hat, um den Streitigkeiten nicht noch mehr Raum in ihrem Leben einnehmen zu lassen, auf vieles verzichtet. Es ging um weitaus mehr Geld als in meinem Fall. Er meint, ich solle dies als „Kauf der eigenen Gesundheit" sehen, auch wenn es meiner Überzeugung nach Recht zu haben bzw. zu bekommen widerspreche. Das kurze Gespräch, das ich intensiv aufsauge, bietet meiner Verwirrtheit noch mehr Platz. Der anschließende Spaziergang mit Mauritz, der mir von seinem damaligen Problem mit seinem Haus erzählt, motiviert mich ihm die ganze Story von meinem verdammten Haus zu berichten. Er ist sichtlich bestürzt über die Komplexität und die Ausweglosigkeit. Wir gehen in ein Café und er versucht mir mit gutgemeinten Ratschlägen zu helfen. Er ist sichtlich erregt, da ihm seine eigene Geschichte, die für ihn damals sehr heftig war und bereits ein paar Jahre hinter ihm liegen, wieder aufsteigt. Nach fast zwei Stunden Reden sage ich, dass ich nicht mehr kann. Meine Brust brennt sehr. Ich möchte so gerne weinen und alles rauslassen, aber es geht immer noch nicht. Stattdessen bekomme ich wieder Kopfschmerzen. Mir geht es nicht gut, deshalb lege mich gleich nach dem Abendessen hin. Meine Gedanken kreisen, suchen eine Öffnung und können keine finden. Dieses Mal verdränge ich sie nicht, sondern lasse sie zu. Ich muss mit meinem Mann über die Situation sprechen, vor allem wie es weiter gehen soll und deute dies in meinem abendlichen Telefonat an. Er meint nur, dass ich mir keine Sorgen machen soll und er den Eindruck hat, dass ich dafür noch nicht so weit wäre.

8. Kapitel

5. Woche in der Klinik

17.12., Donnerstag

Nach 10 Stunden mehr oder weniger Schlaf wache ich wieder mit Kopfschmerzen auf und nehme diesmal die bereitgelegte Schmerztablett, die aber nicht hilft. Während der Bewegungstherapie vergesse ich meinen schmerzenden Kopf und folge den sanften Bewegungen nach Anweisung der Therapeutin. Bei der üblichen Frage nach Reaktionen im Körper am Ende der Stunde sage ich, dass ich Klumpfüße habe. Die ausführliche Antwort tendiert dahin, dass die Fülle im Kopf nach unten sackt, sich also positiv auswirkt. Doch bereits nach einigen Minuten sind meine Füße gedanklich wieder auf ihren Normalzustand geschrumpft. Ich spüre, dass sich das Innere meines Kopfes dank schwindender Gedanken leichter anfühlt. Heute ist wieder ein wunderschöner Tag mit viel Sonne, Schnee und am Morgen 10° minus. In klirrender Kälte, warm eingepackt, gehen wir zum Walken in den Winterwald. Es ist einfach herrlich, entspannend und vor allem stressabbauend. Vor meinem Einzelgespräch am Nachmittag mit Herrn Wenz fühle ich mich schlapp, müde und angespannt. Ich erzähle den Schluss meiner Geschichte von meiner Mutter, die an Alzheimer erkrankt ist und mir das Leben zur Hölle machte und den Brand in meinem Haus mit allen seinen Auswirkungen. Während des Erzählens, vor allem wenn es um meine Mutter geht, schießen mir Tränen in die Augen, die jedoch nicht abfließen können. Herr Wenz ist in sich gekehrt und sucht nach einer Antwort. Minutenlange Stille. Dann schaut er mich an und sagt: „Ich habe

Hochachtung vor Ihnen." Ich sage ihm, dass ich jetzt an dem Punkt bin, an dem ich nicht mehr weiter weiß. Er antwortet mir, dass er dasselbe bei sich auch fühlt und es schwer ist, mir einen Rat zu geben. Auf seine Frage, was mich mit dem Haus noch verbindet, kann ich ihm keine Antwort geben. Nach kurzer Überlegung sage ich, dass ich überhaupt keine Lust mehr verspüre in irgendeiner Art weiter zu machen. Wir beenden an dieser Stelle, er hat mittlerweile unser Gespräch um 20 Minuten überzogen. Mit leichtem Gefühlschaos gehe ich auf mein Zimmer. Steffi klopft an meine Tür und setzt sich zu mir. Sie, die genauso wenige Emotionen wie ich zeigen will, fängt an zu weinen. Ihr ist es peinlich, aber ich beneide sie darum. Ich sage ihr, dass das ein gutes Zeichen ist und sie sich in der Klinik nicht zusammenreißen muss, da sie die Menschen später nie wieder sehen wird. Etwas erleichtert zieht sie von Dannen. Sie möchte sich auch eine Schmerztablette für ihren Kopf holen. Das Vorkommnis mit Steffi hat mich zu meinem Erstaunen kaum berührt. Ich verstehe das nicht. Vielleicht bin ich mit meinen Problemen so beschäftigt, dass ich für andere einfach keinen Platz mehr habe.

18.12., Freitag

Froh gelaunt gehe ich ziemlich früh in den Speisesaal, in dem nur vereinzelt Menschen sitzen. Ich genieße das ausgiebige Frühstück nach allmorgendlichem Ritual mit drei Tassen Kaffee, einem Brötchen mit deftigem Belag und frischem Obst mit Quark. Fünf Wochen habe ich es geschafft, jeden Morgen zu essen, was mein Magen seit meiner Kindheit nicht mehr gewöhnt ist. Seit der Schulzeit habe ich von meinen Eltern kein Frühstück mehr erhalten. Da ich immer zu den Langschläfern gehörte, hatte es vor der Schule nie zu einer Mahlzeit am Morgen gereicht. Ich möchte dieses neue Essverhalten unbedingt in meinen Alltag zu Hause übernehmen.

Eine der vier Servicekräfte sagt zu mir, dass ich jetzt eine sehr positive Ausstrahlung hätte, wenn sie an die Zeit meiner Ankunft zurück denkt. Ich freue mich. Daraufhin erzählt sie mir, dass es ihr nicht gut geht, auch in kurzen Zügen die Gründe dafür. Sie entschuldigt sich für ihre Aufdringlichkeit und kann nicht verstehen, warum sie mir das jetzt alles sagt. Ich zeige Verständnis und mache ihr Mut. Auf meinem Zimmer schnappe ich mir einen Stern aus Holzspänen und bringe ihr diesen mit den Worten: „Aus meiner Deko als kleinen Trost." Sie kämpft mit den Tränen. Schnell verlasse ich, um ihr nicht das Gefühl der Blöße geben zu müssen, den Raum. Jenny erzähle ich die Geschichte, die das mit feuchten Augen sehr gut findet. Die Arme hat heute ihre Expo, das heißt sie muss eine unangenehme peinliche Sache durchführen, um ihre Ängste zu überwinden. Später auf dem Flur kommt sie mir und Steffi mit ihrer Therapeutin entgegen. In der Hand eine Zahnbürste an einer Leine, zu uns mit den Worten gewandt: „Darf ich euch Emilie vorstellen. Ihr dürft sie gerne streicheln." Bevor Steffi vor Lachen losprustet, kneife ich sie und signalisiere ihr ruhig zu bleiben. Mir tat Jenny leid und ich streichle ihren „Hund". Ich denke, das hat sie nicht von mir erwartet, da ich derartige Aktionen immer gerne ins Lächerliche ziehe. Ich finde das sehr mutig von ihr.

Draußen schneit es heftig. Da ich heute viel Zeit habe, spaziere ich mit Steffi eine Stunde an der wohltuenden Luft und nachmittags zu Dritt mit Stella bei klirrender Winterskälte auf frischem unberührtem Schnee. Fröhlich ziehen wir in den Wald und singen Weihnachtslieder. Eine unsagbare Freude breitet sich unseren Herzen aus. Mit roten Backen und schneebedeckten Hosenbeinen gehen wir in die gewohnte Wärme der Klinik zurück. Der Abend endet mit einem Gefühl der Zufriedenheit, bis auf das Telefongespräch mit meinem Mann, von dem ich unbedingt den Situationsstand des asiatischen Pächters wissen will. Nach langem Zögern teilt er mir mit, dass dieser die fristlose Kündigung von Anwalt Nr. 2 erhalten hat und ebenso Schadensersatzforderungen an den Verursacher gestellt worden sind. Das hat gereicht, mehr wollte ich nicht wissen. Die Informationen bescheren mir eine unruhige Nacht.

Wochenende, der 4. Advent

Jenny, Silvia und ich starten um 10.00 Uhr unsere Wanderung zu dem 3 km entfernten See und umrunden diesen mit 7 km Umfang. Wir reden und haben viel Spaß. Die 13 km Tour auf knirschendem Schnee und vereinzelten Sonnenstrahlen ist einzigartig. Die eisige Kälte legt sich wie eine Kühltruhe auf unseren Gesichtern nieder. Die Haare, die unter der Mütze herausschauen, sind von gefrorener Feuchtigkeit weiß geworden. Ohne lange Unterwäsche und doppelten Pullis wäre ich glatt erfroren. Glücklich und müde kehren wir in die Klinik zurück. Ich ruhe mich sogar ein Stündchen aus.

Am Sonntag früh erklärt sich Steffi bereit mit mir in die Kirche zu gehen. In der letzten Reihe kehre ich in mich und lasse die Atmosphäre auf mich wirken. Die Predigt der Pfarrerin ist gut und treffend. Die Enge in meiner Brust breitet sich wieder aus. Ich nehme mir vor, bei nächster Gelegenheit das Gotteshaus erneut aufzusuchen. Anschließend lädt uns ein Herr von der Privatstation, der auch in der Kirche saß, auf einen Kaffee ein. Nach einer angenehmen Unterhaltung kommen wir pünktlich zum Mittagsmahl in unserer Klinik an. Am Nachmittag findet ein Adventstreffen, das eher einem Kaffeeklatsch im Altersheim gleichzusetzen ist, im Speisesaal statt. Keine einzige Weihnachtsdeko, nicht einmal ein Kerzlein steht auf den nackigen Tischen. Es gibt Kaffee aus Thermoskannen und gekaufte Plätzchen. Ein kleines Radio mit schlechter Weihnachtsmusik steht in der Ecke und findet keinerlei Beachtung, da die Akustik im Geschnatter der Anwesenden untergeht. Es findet auch kulturell nichts statt, kein Vorlesen, Singen usw. Enttäuscht gehe ich auf mein Zimmer.

Die Nacht ist wieder schlaflos, da sich meine Gedanken ungeordnet in meinen Kopf hineinfressen. Die paar Stunden reichen bei weitem nicht aus, um den Tag ausgeruht anzugehen

21.12., Montag

Stressgeplagt habe ich heute Morgen mein Frühstück und die anschließende Massage über mich ergehen lassen. Bei der anstehenden Visite kann ich kaum ruhig sitzen. Ich rede mit einer Therapeutin über meinen nervösen Zustand, der mir sehr zu schaffen macht. Sie fragt, ob ich die Gründe meiner Nervosität kenne. Ich denke, dass es das besagte Gespräch mit meinem Mann ist, sage es ihr aber nicht. Sie meint, da sie weiß dass ich Weihnachten Besuch bekomme, dass Patienten in dieser Situation oft überfordert sind und sich das im Vorfeld auswirken kann. Mir wäre lieber gewesen sie hätte mir etwas zur Beruhigung gegeben. Ich bin so müde. Zwischen den Therapien gehe ich an die frische Luft, um meinen Kopf frei zu bekommen. Am Abend gehe ich mit Steffi und Jenny, die ihren Abschied feiern, und Stella, Silvia und anderen in die Scheune. Wir haben, obwohl so unterschiedliche Charakteren am Tisch sitzen, unheimlich viel Spaß miteinander. Nach über zwei Stunden fast ununterbrochenem Lachen falle ich hundemüde ins Bett und kann wieder keinen Schlaf finden. Genervt nehme ich gegen Mitternacht eine Schlaftablette, die allerdings nur fünf Stunden wirkt.

Unausgeschlafen schalte ich gegen 6 Uhr den Fernseher ein. Mit mächtigem Schlafdefizit schleppe ich mich zur Chefarztvisite. Ich berichte Herrn Gub meine gesteigerte Nervosität und den akuten Schlafmangel. Er meint, dass er mir das ansieht, aber dass derartige Rückfälle immer wieder kommen können. Ich solle bedenken, dass ich hier schwerkrank angekommen bin. Dafür würde ich jetzt wesentlich besser aussehen. Er findet es auch gut, dass ich die Dosierung der Schlaftabletten selbst überwache, denn man sollte diese nicht länger als drei Wochen einnehmen. Seine Bedenken, Weihnachten ohne Hilfe zu überstehen, kann ich ihm nehmen. Er rät mir viel Gutes für mich zu tun. Zwischen dem nächsten Termin muss ich leider meine liebe kleine Jenny verabschieden. Sie hat mir eine selbstgebastelte, wunderschöne Weihnachtskarte geschrieben, die ich im Wortlaut wiedergebe:

„Meine liebe Karina,
ich bin wirklich sehr dankbar, dass ich Dich hier kennen lernen durfte. Du warst hier meine liebste Tischpartnerin und es hat mir immer gut getan, mich mit Dir zu unterhalten, zu lachen und Blödsinn zu machen. Das werde ich echt sehr vermissen. Ich wünsche Dir noch eine schöne Zeit hier und ganz viel Kraft, Glück und Erfolg beim Erreichen Deiner Ziele. Und falls Du mal traurig sein solltest, dann denke an meine Zahnbürste „Emilie".
Alles Liebe und Gute.
Deine Jenny."

Außerdem stand ein Holzblumentopf mit einer Amaryllis, Tannenzäpfchen, ein rotes Sternchen, Zweige, ein Kieselstein mit der Aufschrift „Glück" und einer hineingesteckten Kinderzahnbürste vor meiner Zimmertür. Wenn ich weinen könnte, würde ich es tun, so gerührt und vor allem erfreut bin ich über diese liebevolle Zuneigung. Am Ausgang nehmen wir uns herzlich in die Arme. Sie drückt mich, ich drücke sie. Wir können gar nicht aufhören uns zu drücken. Vor allen anderen, die um uns herumstehen, sagt sie: „Ich würde mir eine Schwiegermutter wie dich wünschen." Gut, dass ich zur Bewegungstherapie muss und gut, dass mein Vorschlag „Powertraining" angenommen wird. Ich schwinge mir die ganzen negativen Gedanken aus dem Leib. Bei den anschließenden „Kampfschritten" mit einem Boxschlag in die Luft tobe ich mich so aus, dass der Frust hörbar (ich stampfe auf den Boden) von meiner Seele abfällt. Nassgeschwitzt gehe ich zu Mittag und lege mich gleich danach 50 Minuten ohne Radio und andere Geräusche in mein Bett. Nur das Trampeln der vorbeigehenden Patienten auf dem Flur ist zu hören. Ich schlafe nicht, aber ich ruhe. Es tut gut, vor allem rüstet es mich vor der nächsten Verabschiedung von meiner Steffi, die mich von Anfang an begleitet hat. Sie geht aus familiären Gründen viel zu früh. Auch sie legt ein Geschenk in Form eines Sprüchebüchleins vor meine Tür mit einem netten Brief, den ich Niemandem vorenthalten will:

„Meine liebe Renate, Heike, Karina (so nannte sie mich
manchmal, wenn sie meinen Namen vergessen hatte),
ich möchte Dir zum Abschied ein paar liebe Zeilen schreiben.

Ja, Abschied nehmen gehört auch zum Leben. Wir haben uns beiden hier von Anfang an das Laufen gelernt, wir sind gestolpert, sind auch hingefallen, haben uns aber immer gegenseitig erste Hilfe geleistet. Dafür auch mein Dank an Dich. Ich freue mich, dass ich Dich kennen lernen durfte. Ich weiß noch nicht was kommt und wie alles weitergeht, aber geh Du Deinen Weg so konsequent weiter, dann wirst Du bald richtig gesund. Es war eine schöne Zeit mit Dir. Lieben Gruß von der „Chaoten-Steffi."

Es ist auffallend, wie viele Menschen vor Weihnachten entlassen werden und wie viele nach Silvester die Klinik verlassen.

Das alles geht mir heute etwas an die Nieren, so bin ich froh, dass ich mit dem Therapeuten Herrn Fisch und noch einem Patienten walkend durch den tauenden Wald darf. Herr Fisch meint, dass ich etwas blass wäre. Ich denke, dass das, was war, und das, was kommt, zur Zeit etwas viel für mich ist. Ich bin froh, Silvia in meiner Nähe zu haben. Sie ist zwar weitaus jünger als ich, aber sie hat sich mir angeschlossen. Am Abend, ich liege im Bett, überkommt mich bei dem Gedanken an meinen Mann ein Gefühl der Sehnsucht nach Nähe und Umarmung. Das Gefühl, das sehr schön ist, wird immer stärker. So stark, dass mir ganz langsam und vorsichtig Tränen über die Wangen laufen. Noch nie habe ich mich über diesen Zustand so gefreut wie jetzt. Ich denke, ich kann in Ruhe einschlafen

23.12., Mittwoch

Mit etwas mehr Schlaf, jedoch nicht genug, gehe ich zum Frühstück. Gleich nach der Visite mache ich mich ausgehfertig. Harald, der gerade auch terminlos ist, schließt sich mir an. Wir spazieren im dichten Nebel eine Runde um die Stadt. Langsam drückt die Sonne durch die dicke weiße Nebelwand. Die Feuchtigkeit setzt sich auf der Haut nieder. Auf dem Markt hole ich mir ein paar rote Rosen und animiere Harald, der morgen an Heiligabend bei seiner Familie feiert, seiner Frau eine Rose mitzubringen.

Heute stehen nur zwei Termine auf meinem Plan, Zeit genug um nochmals raus zu gehen. Obwohl ich bereits gute Gespräche hatte, falle ich wieder in eine tiefe Traurigkeit. Ich kann einfach nicht einordnen, warum und weshalb das so ist. Am liebsten möchte ich weinen. Silvia reißt mich aus dem Tief heraus, indem sie mit mir Kaffee trinken geht. Mein Handy klingelt, Steffi ist dran. Sie erzählt mir, dass sie einen großen Fehler gemacht hat, die Klinik frühzeitig zu verlassen und alles das, was ich ihr prophezeit habe, eingetroffen ist. Sie berichtet mir auch, dass ihr Sohn, den ich beim Abholen kennen gelernt habe, gesagt hat, dass ich so warmherzig wäre und er mir Recht mit meiner Aussage gebe. Steffi ist einfach noch nicht gesund. Sie will gleich im neuen Jahr ihren Arzt aufsuchen um sich erneut in die Klinik einweisen lassen. Das alles schlägt mir ein bisschen auf den Magen.

Am Spätnachmittag habe ich meinen Einzelpsychotermin, diesmal bei Frau Dr. Pater, da Herr Wenz diese Woche Urlaub hat. Ich erzähle nochmals in kurzen Zügen den letzten Auszug aus meiner Lebensgeschichte und merke, dass ich unheimlich erregt werde, mir sogar Tränen in die Augen schließen. Frau Dr. Pater hat eine sehr angenehme Art mit mir zu reden und legt mir nahe, in der Weihnachtszeit nur schöne Dinge mit meinem Mann zu unternehmen. Sie möchte auch gerne meine Dosis Antidepressiva erhöhen, um meine sichtliche Angespanntheit zu reduzieren. Konfliktlösungen herbeizuführen wären derzeitig viel zu früh, ich müsse erst wieder Kräfte sammeln. Mir geht es schlecht, so gehe ich auf mein Zimmer um zu schreiben, obwohl ich eigentlich bereit wäre zu weinen. Ich unterdrücke diesen Gedanken, da es bald Abendessen gibt und ich Angst habe, es könnte mich jemand in diesem Zustand sehen. Mir ist bewusst, dass die Einstellung falsch ist, dennoch ändert es nichts an der Tatsache. Was ist los mit mir? Es ging mir doch so gut.

9. Kapitel

6. Woche in der Klinik

4.30 Uhr, ich habe meinen durchwachsenen Schlaf beendet. Aufgeregt, was mich heute   Abend erwartet, zwinge ich mich noch eine Weile liegen zu bleiben.

Der Kurztermin bei Frau Dr. Pater dient dazu, mir nochmals ins Gewissen zu reden, dass ich rund um die Uhr ärztliche bzw. therapeutische Hilfe in Anspruch nehmen kann. Sie meint außerdem, dass meine Probleme, die bis in meine Kindheit zurückzuführen sind, viel tiefer liegen würden. Sie fragt mich, was mich so verletzt hätte, dass ich eine Mauer um mich aufgerichtet habe. Ich überlege, denke weit zurück und sage ihr, dass ich nie ein Familienleben gehabt hatte, immer auf mich alleingestellt war und keine Mutter, die Zeit für mich aufbrachte, der ich meine Probleme erzählen konnte und die mir einfach nur zuhörte, hatte. Niemand, der mir half einen Beruf auszuwählen, niemand, der mir den richtigen Weg zeigte und niemand, der sich um mich kümmerte. Nur meine Oma war da, wenn ich sie brauchte. Doch leider wohnte sie nicht in unserer Nähe. Seit ich meine eigene Familie habe, kann ich vor meiner Mutter keine Gefühle mehr zeigen. Der einzige Moment, in dem ich vor ihr weinte war, als sie am dritten Tag im Pflegeheim in der Nacht so ausrastete, dass sie mich nicht als ihre Tochter erkannte. Körperlicher Kontakt mit ihr fällt mir ausgesprochen schwer. Sie ist mir nah und doch fremd.

Nach dem aufwühlenden Gespräch bin ich wieder traurig. Ich brauche Zeit, um mich zu sammeln. Während den anschließenden sportlichen Aktivitäten ist dieses Gefühl verschwunden, so wie es gekommen ist.

Noch vier Stunden, bis meine halbe Familie eintrifft. Ich wasche mir die Haare und putze mich heraus. Meine Kinder stellen sofort fest, dass ich abgenommen habe, obwohl die Waage etwas anderes sagt. Aber ich merke es auch an Hosen, die schon sehr lange nicht mehr gepasst haben. Die Begrüßung ist sehr herzlich. Meine Schwiegertochter, die im 7. Monat schwanger ist, hat schon ein ganz schönes Bäuchlein bekommen. Wir essen alle zusammen in der Klinik. Es gibt nebst Vorspeise ein Gänsebuffet und Nachspeise. Es ist sehr lecker, wenn auch der kräftige Rotwein dazu fehlt. Zum ersten Mal sind die kahlen Kunststofftische mit Nüsse, Äpfel und Mandarinen dekoriert. Auf jedem Platz steht ein großer Schokoladenweihnachtsmann sowie eine festlich ausgestattete Speisekarte, auf der die Feiertagsmenus stehen. Weihnachtsservietten schmücken den Tisch zusätzlich. Nur wenige Patienten sind mit ihrer Familie im Speisesaal zu finden. Nach dem opulenten Mahl mit diversen Eistees als Getränkeauswahl, schreiten wir auf mein Zimmer. Ich suche im Radio nach weihnachtlicher Musik. Wir packen die reichlich vorhandenen Geschenke aus.

Heiligabend in der Klinik!

Mein Mann und ich bringen unsere Kinder zum Zug, der direkt zum früheren Wohnort meiner Schwiegertochter, ganz in der Nähe, führt, um dort mit ihrer Familie Heiligabend feiern zu können. Ich bin sehr froh, dass mein Mann ein Zimmer über die Feiertage in einer kleinen Pension bekommen hat und so noch ein paar Stündchen mit mir alleine verbringen kann. Es ist sehr schön seine Wärme zu spüren. Ein verrücktes, ungewöhnliches Weihnachtsfest.

Die Krönung ist der 1. Weihnachtsabend in der Scheune. Ein Musikduo spielt Tanzmusik, zu der wir glückselig unsere Beine auf der Tanzfläche schwingen. Ein gelungener Abend geht zu Ende und wir verabschieden uns wie ein Liebespärchen kurz vor halb elf vor der Kliniktüre.

28.12., Montag

Endlich, nach einem erholsamen Schlaf, kehrt wieder Alltag in der Klinik ein. Ein ausgedehnter Spaziergang mit Lissa trägt zu einer gesunden Gesichtsfarbe bei. Schöne Gespräche mit Mitpatienten in der Cafeteria lassen meine Stimmung steigen. Die wegen der Feiertage abgespeckten Anwendungen sorgen für mehr Aufmerksamkeit des eigenen Bedürfnisses nach Ruhe und Entspannung. Der wenig anstrengende Tag lässt mich trotzdem früh einschlafen.

Meine negativen Gedanken sind nicht mehr Besitz meines Kopfes. Die Auswirkungen machen sich in meinem Schlafverhalten bemerkbar. Ich kann nach mehreren Aufwachphasen in der Nacht wieder schneller einschlafen und somit zu meiner inneren Ruhe zurückfinden. Ich fühle mich morgens wach und verspüre eine innere Ausgeglichenheit. Freude breitet sich in meiner Seele aus. Dies erzähle ich Frau Dr. Pater bei dem ärztlichen Gespräch. Sie freut sich über meinen derzeitigen Zustand und vermerkt dies in ihren Akten. Ich denke, dass es vor allem an der erhöhten Dosis Antidepressiva liegt. Von der Idee beflügelt einen Termin bei meinem Friseur auszumachen, gehe ich in die Stadt. Es ist mir wieder wichtig nicht nur gut, sondern sehr gut auszusehen. Ich brauche dies für mein Selbstbewusstsein. Ich möchte als Frau wieder wahrgenommen werden.

Dass ich in zwei Tagen wieder Besuch von meinem Mann bekomme, lässt mich ziemlich kalt. Ich empfinde keinerlei Gefühle für ihn. Es ist erschreckend und passt eigentlich nicht zu mir. Mein momentaner vor allem körperlicher Zustand fühlt sich sehr gesund an, aber ich denke das liegt wirklich an den Aufhellerpillchen. Ich rede mit meinem Psychotherapeuten Herrn Wenz über den bevorstehenden Besuch von meinem Mann, der sechs Tage bleiben möchte und von meiner Tochter, die sich zwei Tage Zeit nimmt, um mich zu besuchen. Es ist mir fast ein bisschen zu viel, ich fühle mich überfordert.

Ich frage ihn nach dem Warum. Herr Wenz liefert mir die Erklärung für mein Unverständnis. Mein Mann stellte sich seither als meine Stütze im Hinterhalt, als ich hier einge-liefert worden bin, dar. Damals war ich wie versteinert und unfähig für mich zu sorgen. Jetzt bewegt sich eini-ges in mir und ich finde wieder zu mir selbst. Im Moment bin ich erst an der Hälfte meines Genesens angelangt. Das ist gut so und sehr wichtig. Ich solle mit meinem Mann sprechen und ihm klar machen, dass ich meinen Freiraum brauche, indem ich z.B. eine Zeit festsetze, wann er mich abends verlassen soll. Danach sprechen wir über die Dauer meines Aufenthalts und kommen überein, dass der neue Abreisetermin für den 3.2. vorge-sehen ist, aber noch kein endgültiger Termin ist. Ich bin sichtlich froh, dass ich noch genügend Zeit habe ge-sund zu werden. Herr Wenz sieht das genauso und findet die kleinen Schritte bzw. Veränderungen langfristig viel besser als euphorische in kürzester Zeit, die meistens zu Rückfällen führen. Am Ende des Gesprächs erwähne ich, dass ich wieder einen Druck in meiner Brust verspüre. Er fragt mich warum, doch dies kann ich nicht beantwor-ten.

Mein Friseurtermin holt mich auf die Erde zurück. Mit ei-ner super fetzigen Frisur verlasse ich den Salon. Gleich auf der Straße werde ich von einem Mitpatienten, der mich trifft, angesprochen. Er meint, ich sehe aus wie Anfang 30. In der Klinik und im Speisesaal geht das so weiter. Es ist mir fast peinlich, dass sogar Männer, die eine frisurentechnische Veränderung normalerweise nicht bemerken, mich mit Komplimenten überschütten. Ich werde rot und stelle fest, dass ich jetzt mehr im Mittelpunkt stehe. So fühle ich mich noch wohler. Gut gelaunt mache ich mich für die Nacht fertig.

Mittwoch, 30.12.

In der Nacht, es ist 1.00 Uhr, wache ich mit einem unheimlichen Glücksgefühl, das sich in meinem Körper ausbreitet, auf. Ich genieße diesen Zustand mit einer unendlichen Freude, ohne wieder einschlafen zu möchten. Es geht mir einfach gut. Was ist los? Liegt es an den Tabletten? Der Zustand könnte ewig so anhalten. Ich denke nicht mehr darüber nach und nehme es einfach hin.

Ausgeruht fängt der Tag mit Regenwetter an. Der frisch gefallene Schnee taut nach dem Wetterumschwung mit Temperaturerhöhung schnell und hinterlässt matschende Pfützen, durch die ich am Nachmittag bei einer ausgedehnten Wanderung mit Lissa und Mauritz laufe. Die neblig feuchte Luft streift durch mein Gesicht. Es fühlt sich an wie Wasser aus Samt, das über meine Wangen streichelt. Die anschließende Massage lässt mich auf Wolken schweben. Das Gespräch mit der Tanztherapeutin macht mich auf die erste Stunde, die im Januar stattfindet, neugierig. Ich animiere noch ein paar Mitpatienten, vor allem männliche, sich auch dafür anzumelden. Seit meinem Friseurbesuch, auf den mich heute wieder Leute ansprechen, bin ich noch selbstsicherer geworden. Ich finde mich hübsch und noch mehr als Frau. Um an meiner Figur zu feilen, gehe ich eine Stunde in den Fitnessraum. Das Leben macht wieder Spaß.

Silvester

Bis auf das Brennen in meiner Brust geht es mir sehr gut. Ich bin ausgeglichen und kann mehr mit mir selber anfangen als je zuvor. Eine neue Erfahrung bekomme ich bei der Bewegungstherapie, als ich einen Bambus und meine Partnerin den Wind darstellen soll. Der Wind tippt im Wechsel an meine Schulter und ich lasse mich leicht in die entsprechende Richtung fallen, ohne den Boden zu berühren, um dann wieder in meine Mitte zurückzukehren. Das entspricht so gar nicht meinem Bewegungsschema, doch dies folgt bei Schritt zwei. Ich mache mich komplett steif, ziehe die Schultern hoch und lasse mich durch den Wind nicht bewegen. Meine Partnerin versucht mich durch stärkeren Druck wegzuschieben, schafft es aber nicht, mich mit meinen überdimensionalen Kräften aus dem Gleichgewicht zu bringen. Stolz wie eine Brandung im Sturm lächle ich die Therapeutin an. Über ihre Aussage nach meinem Gewaltakt bin ich sehr überrascht, da diese Variante zu viel Energie verbrauchen würde und auf Dauer nicht Stand halten kann. Mein Leben lang habe ich dieses Verhaltensschema angewandt in der Unwissenheit, dass dies mit wahrer Stärke nichts zu tun hat. Sich fallen zu lassen und immer wieder zu seiner Mitte zurück zu kehren ist der bessere Weg. Ich werde, obwohl mir das eigentlich einleuchtet, darüber nachdenken. Anderen Glauben zu schenken fällt mir immer noch schwer.

Am Nachmittag ist frei für alle, so gehe ich mit Lissa und Mauritz im Wald spazieren. Rechtzeitig zum Silvester-Abendprogramm in der Klinik mit Früchtecocktail als Entree, kommt mein Mann angereist. ‚Dinner for one‘ ist auf einem Plakat angekündigt, jedoch nicht wie gedacht als Vorführung sondern auf dem Bildschirm, der im Speisesaal der Privatpatienten läuft. Danach liest Bernd die Bundestagsrede von Loriot vor. Bei dem im Anschluss geplanten Karaokesingen verlassen wir nach dem ersten Lied fluchtartig den Raum und gehen in die Scheune. Unsere Hoffnung, dort tanzen zu können, wird jäh zu Nichte gemacht. Wir sitzen gelangweilt und ziemlich übermüdet am Tisch und warten bis das neue Jahr beginnt. Schlag 0.00 Uhr, nach einer kurzen Umarmung, schauen wir uns das aufwendige Feuerwerk vor dem Schloss an. Ausgang ist heute ausnahmsweise bis 1.00 Uhr, doch da liege ich bereits im Bett. Durch den langen Abend ist ein sofortiges Einschlafen nicht möglich.

Um 7.45 Uhr, als ich noch im Tiefschlaf liege, werde ich durch ein lautes Klopfen geweckt. Wer steht vor der Tür? Mein Mann. Es dauert eine Weile bis ich richtig zu mir komme, stehe aber trotz Müdigkeit auf. Wir frühstücken ausgiebig zusammen. Es hat wieder geschneit, eine wunderschöne Winterlandschaft lädt uns zu einer schönen aber anstrengenden Wanderung um den schon einmal umrundeten zugefrorenen See ein. Verschwitzt und müde schaffen wir es noch zum Mittagessen in die Klinik.

2.1., Samstag

Da die Feiertage sich doch sehr in die Länge ziehen, ist heute für jeden die Basisgruppentherapie angesagt. Bei der routinemäßigen Blitzrunde sage ich, dass ich mich hier wie in einer WG mit einer großen Familie fühle. Dann erzähle ich, dass ich wieder meinen Mann gelöchert habe, wie es zu Hause läuft. Das hat mich sehr beschäftigt und ich bin wieder an dem Punkt angelangt, wo ich nicht mehr weiß wie es weiter gehen soll. Ich denke, dass ich mich trotzdem langsam mit dem Thema beschäftigen muss, um vielleicht neue Perspektiven sehen zu können. Herr Wenz bohrt und fragt, was ich möchte. Ich antworte: „Mehr Gelassenheit." Er bohrt weiter und ich sage, dass ich, wenn ich jetzt zu Hause wäre, davon laufen würde. Er glaubt mir das nicht, lässt dies aber so stehen. Er merkt, dass ich mich sehr errege und stoppt den Dialog. Danach senke ich den Kopf und starre beharrlich auf einen Punkt, um mich zu sammeln. Doch stattdessen merke ich, wie mir Tränen in die Augen schießen. Das passt mir im Moment überhaupt nicht, so verlasse ich den Raum, um auf die Toilette zu gehen. Ich weine ein paar Sekunden heftig, richte mich aber sofort wieder einigermaßen vor dem Spiegel her. Zusammenreißend gehe ich zurück zu meiner Gruppe, senke aber nach wie vor den Kopf und schlucke meine Tränen. Mein Taschentuch verstecke ich so in meinen Händen, dass es keiner sehen kann. Verstohlen wische ich mir hin und wieder die Tropfen von Nase und Wangen. Herr Wenz spricht mich an und fragt, ob es mir gut geht. Ich kann nur mit dem Kopf schütteln. Dasselbe mache ich auch als er fragt, ob ich sprechen möchte. Da ich ihn dabei ansehe, gehe ich davon aus, dass er spätestens dann meinen Zustand deutlich erkennt. Endlich ist Pause und ich verlasse den Raum. Sandra läuft mir nach und nimmt mich fest in die Arme. Plötzlich platzt mein Ventil und ich schluchze hemmungslos. Ich zittere und bebe am ganzen Körper. Sandra redet mir gut zu und meint, dass ich mir meiner Tränen nicht zu schämen brauche. Nach der Pause bin ich ruhiger und kann zum Ende in der Runde sagen, dass ich mich wieder gefangen habe und ich es nicht gewohnt bin, Schwäche zu zeigen. Eine Mitpatientin sagt daraufhin: „Du bist stark, denn du hast Schwäche gezeigt." Ich gehe auf mein Zimmer, in dem mein Mann auf mich wartet. Er sieht mich sorgenvoll an. Wir gehen an die frische Luft und reden. Er ist sehr betroffen, freut sich mit mir, dass ich mich endlich gehen lassen konnte. Ein weiterer, schwerer Schritt ist getan. Wir beschließen zusammen eine Pizza zu essen. Auf meinen Wunsch verlässt mich mein Mann heute früher als geplant. An meiner Tür hängt eine Karte von Sandra:

„Liebe Karina,
wenn Du Dich „weich" zeigst, hat auch ein anderer (der Dir
vielleicht näher steht) die Chance, sich „stark" zu zeigen.....
Das ist für beide ein gutes Gefühl!
Alles liebe Sandra"

Beim Abendessen sehe ich aus, wie ich mich fühle: schlecht. Am nächsten Morgen starte ich den Tag ruhig mit einem Kirchgang ohne Begleitung. Die kalten Mauern, das Spielen der Orgel, die Geräusche der Menschen, die sich zu einem Lied zusammensetzen und die Predigt des Pfarrers bringen mir eine ungeheure innere Ruhe. Ich bete für mich und meine Familie. Nach dem Mittagessen besucht mich mein Mann ein letztes Mal. Nach einem ausgedehnten Spaziergang gönnen wir uns einen Cappuccino.

4.1., Montag

Gut, dass ab Mittag wieder der Klinikalltag einkehrt. Der Vormittag ist meiner Tochter gewidmet, die mich das erste Mal besucht. Wir freuen uns beide sehr, dass wir uns umarmen und drücken können. Aus diesem Glücksgefühl heraus gehen wir Schuhe kaufen (jeder 2 Paar). Nach dieser Anstrengung ist ein Besuch mit ausgiebigen Gesprächen im Cafe notwendig. Meine Tochter macht sich Vorwürfe, dass sie nicht schon viel früher gemerkt hat, wie schlecht es mir geht. Ich sage ihr, dass selbst ihr Vater, der täglich mit mir zusammen ist, nicht reagiert hat. Gut gelaunt zeige ich ihr die Klinik und lade sie als Gast zum Mittagessen ein. Ich stelle sie meinen Tischkollegen(innen) mit stolzgewelkter Brust vor. Von zwei Seiten höre ich später, dass sie meine Augen hätte.

In der Blitzrunde Basisgruppe erwähne ich mit freudig glänzenden Augen, roten Backen und neuen Schuhen, dass ich ein paar schöne Stunden mit meiner Tochter verbracht habe. Leider wird heute Harald, der übermorgen die Klinik verlässt, mit einem witzigen Plakat verabschiedet. Ich bedaure es sehr, dass er geht. Mit ihm ist es immer lustig und er ist für jeden Quatsch aufgeschlossen. Viele liebe Menschen gehen nacheinander nach Hause. Müde lasse ich den Abend ausklingen, finde aber wieder keinen Schlaf.

5.1., Dienstag

In der allmorgendlichen Visite wird Harald endgültig verabschiedet. Er bedankt sich öffentlich bei mir für meine Karte mit einem für ihn passenden Spruch, den er allen vorliest. In der Bewegungstherapie kann ich wieder gut Dampf ablassen, denn wir kämpfen mit Fäusten gegen ein imaginäres Ziel: erst mit hörbarem Ausatmen, dann mit lautem Schrei. Das hat so gut getan, dass ich gut vorbereitet zu meinen Kurztermin mit Herrn Wenz kann. Ich bespreche mit ihm die Situation von Samstag, dass ich meinen Mann so weit gebracht habe, mir Informationen von zu Hause zu erzählen. Gleich nach Verschwinden der Pächterfamilie hat mein Mann alle Schlösser im Haus ausgetauscht. Die Lebensmittel in der Gefriertruhe sowie andere Gegenstände werden nur durch entsprechende Zahlungen herausgegeben. Ich sage Herrn Wenz, dass ich eigentlich froh über diese Entwicklung bin, gleichzeitig aber sehr aufgewühlt und wütend bin, da ich mir genau vorstellen kann, wie verdreckt die Räumlichkeiten nach der Renovierung vor zehn Monaten jetzt aussehen. Mein Mann hat mir zu meiner Vermutung nur den Kommentar abgegeben, dass sich die Putzfrau darum kümmern wird. Das sagt mir alles. Außerdem ist ein weiteres anwaltliches Schreiben mit Schadensersatzansprüchen und Androhung der Gehaltspfändung an den Verursacher herausgeschickt worden. Diese Informationen, die ich erst verarbeiten muss, haben mir fürs Erste gereicht. Herr Wenz macht mir Mut, so dass ich meinen Mann und meine Tochter, die mich unbedingt nochmals besuchen möchten, empfangen kann. Wir gehen bis zu meinem nächsten und letzten Termin für heute spazieren.

Aus Krankheitsgründen von verschiedenen Mitpatienten, habe ich wieder das Vergnügen mit Herrn Fisch alleine auf fester Schneedecke zu walken. Ich habe es sehr genossen, da wir das Tempo, für mich zum Auspowern, ohne Rücksicht auf andere nehmen zu müssen steigern können. Zeit zum Ausruhen vor dem Abendessen bleibt mir nicht, da meine halbe Familie auf mich wartet. Wir vereinbaren, dass wir uns um 18.00 Uhr endgültig verabschieden. Warum ich mit einer leichten Trauer ins Bett gehe, weiß ich nicht. Eine innere Unruhe, obwohl ich sehr müde bin, hindert mich am Einschlafen.

6.1., Mittwoch

Mit Wut im Bauch, die in meine Brust wandert, wache ich auf. Schuld ist folgender Traum: Mein Mann ist bei seiner Mutter und wird und wird nicht mit irgendeiner Arbeit fertig. Das hat mich dermaßen genervt, dass ich weg wollte. Dazu nahm ich einen Hubschrauber, in dem ich den Schalter, um höher fliegen zu können, nicht finden konnte. Ich bewegte mich dauernd in halber Flughöhe. Das trieb mich zum Wahnsinn. Dies und meinen momentanen Zustand der inneren Unruhe, vor allem die Wut, die ich habe, erzähle ich in der Blitzrunde Basisgruppe. Herr Wenz deutet das so, dass ich meinen Weg noch nicht gefunden habe.

Das Thema heute schlägt Mauritz vor „Wie viel kann man aushalten". Jeder soll die Aussage für sich definieren. Ich sage: „Der jahrelange Druck von außen, auf den ich reagieren muss, macht mich systematisch fertig. Vor allem die Tatsache, dass ich keine Lösung meiner Probleme finde." Nach der Sitzung bin ich geschafft, freue mich aber auf die Tanztherapie, die eigentlich „Körperorientierte Therapie" heißt. Es findet sich eine Gruppe aus acht Frauen im Kreis zusammen. Die Therapeutin Frau von Köck nimmt einen großen flauschigen Teddybär und reicht diesen, aus Gründen der Selbstsicherheit, der ersten Person mit der Bitte, das aktuelle Befinden zu äußern. Jeder außer mir drückt das Kuscheltier an sich. Ich nehme dieses nur mit zwei Fingern und setze es weit weg auf mein rechtes Knie und sage, dass ich Wut habe. Die Gruppe wird nach Gefühlszustand aufgeteilt. Diejenigen, denen es nicht gut geht, legen sich auf eine Matte und führen für sich Übungen durch. Die anderen bewegen sich in der zweiten Hälfte des Raumes bei seichter Musik. Ich kann damit überhaupt nichts anfangen und laufe zügig hin und her. Frau von Köck nimmt mich auf die Seite und lässt mich mit den Händen an die Wand drückend meine Wut herauslassen. Dies funktioniert auch, in dem ich einen Pezziball mit dem Bauch gegen diese drücke. Wie eine Wahnsinnige stemme ich mich mit ganzer Kraft gegen die Wand, von der ich denke, dass sie gleich einstürzen müsste. Es tut mir gut. Die Musik wird schneller und ich kann mich wieder in die bewegende Gruppe durch realistisches Tanzen einreihen. Gut, dass Lissa, die ich mir als Partnerin gleich schnappe, auch dabei ist. Wir sollen rhythmisch grüßend aufeinander zugehen. Ich finde das albern, mache aber mit leichten Bewegungen weiter. Als dann jeder auf jeden in dieser Art und Weise aufeinander zukommen soll, klinke ich mich aus. Erst als das Licht ausgemacht wird, kann ich ungezwungen tanzen. Am Ende stellen wir uns im Kreis auf und machen vor, was uns am meisten gefallen hat. Bei mir war das ganz klar der Druck gegen die Wand. Aufgewühlt gehe ich zum Abendessen und gleich danach in mein Bett. Die Müdigkeit und das Schlafdefizit der letzten zwei Nächte machen sich dahingehend bemerkbar, dass ich noch vor 21.00 Uhr einschlafe.

10. Kapitel

8. Woche in der Klinik

7.1., Donnerstag

Eine unruhige, mit Kopfschmerzen behaftete Nacht geht zu Ende. Schweißgebadet wache ich durch wirre Träume alle paar Stunden auf. Erschöpft gehe ich in den Speisesaal. Mein Husten hat mich wieder eingeholt. Rote Flecken breiten sich um beide Augen aus. Ich verwende wieder die Antibiotikum Salbe. Die Brust schmerzt und ich habe das allzu bekannte Gefühl, nicht genügend Luft zu bekommen. Mein Kopf dröhnt. So nehme ich an der Bewegungstherapie teil. Heute sind ruhigere, jedoch konzentrationsreichere Übungen dran. Nach den 50 Minuten bin ich komplett durchgeschwitzt. Zum Ausruhen bleibt noch eine knappe Stunde bis zum Walkingtermin. Während des Laufens bin ich von allen meinen Symptomen befreit. Das leichte Nieseln, die klare Luft und die klirrende Kälte pusten nicht nur den Kopf frei.

In kürzester Zeit sind meine Beschwerden wieder derart akut, dass es mir schwer fällt, den Termin mit Herrn Wenz wahr zu nehmen. Er sieht, dass es mir nicht gut geht. Er vermutet mit ziemlicher Sicherheit, dass mein Körper auf Hochtouren arbeitet. Er fragt, ob ich den Auslöser dafür wüsste. Ich sage ihm, dass ich Angst habe mein Ziel nicht zu erreichen. Jetzt bin ich schon über sieben Wochen in der Klinik und bin immer noch nicht stabil. Herr Wenz ist sich sicher, dass ich es schaffen werde, aber ich meine Zeit, auch wenn es länger dauert, brauchen würde. So erzähle ich ihm eine weitere Geschichte, dass ich meine über alles geliebte Oma durch meine Heirat und der Geburt meines Sohnes, im Alter von 18 Jahren, im Stich gelassen hätte. Ich habe es sehr bedauert, dass ich ihr ihren Enkel, der noch nicht lange auf der Welt war, nicht in den Arm gelegt habe. Ich wollte mein Kind in den ersten Wochen von allen Menschen fernhalten. Er erklärt mir, dass in dieser Zeit mein Baby einfach wichtiger war und nimmt mir mein schlechtes Gewissen. Eine Familie mit so wenigen Kenntnissen wie ich sie hatte zu führen, hat meiner ganzen Aufmerksamkeit bedurft. Am Ende unseres Gesprächs sagt Herr Wenz: „Wir machen jetzt eine Schweigeminute" und schlägt dabei die Hände über das Gesicht. Die plötzliche Ruhe ist so unerträglich und so lange, dass meine Augen anfangen zu tränen. Er sieht in mein Gesicht und bietet mir an, dass er noch bis 17.00 Uhr da wäre und, wenn ich das Bedürfnis hätte, gerne nochmals bei ihm klopfen dürfe. Ich bin erstaunt über so viel Menschlichkeit. Er ist sichtlich besorgt.

Obwohl es mir körperlich sehr schlecht geht, nehme ich sein Angebot nicht wahr. Stattdessen gehe ich nach dem Abendessen zur Medizinischen Zentrale und frage nach einem Beruhigungsmittel und einer Schmerztablette. Meine Anspannung lässt mich einfach nicht mehr los und die Schmerzen sind unerträglich. Die Schwester am Ausgabeschalter benachrichtigt die diensthabende Ärztin, der ich meine Beschwerden schildere. Sie verordnet mir das Gewünschte, das ich gleich an Ort und Stelle nehme. Die starken Medikamente helfen recht schnell. Ich werde ruhiger und schmerzfreier. Den Abendfilm, den ich im Fernsehen anschauen möchte, bekomme ich nicht mehr mit.

8.1., Freitag

Nach neuen Stunden Schlaf wache ich wie gerädert auf. Ich bin sehr erschöpft. Mein Husten und meine Schmerzen melden sich wieder. So gehe ich zur Visite, in der mich meine Ärztin zu einem Termin einbestellt. Ich schildere Frau Dr. Pater meine massiven Beschwerden. Sie hört mich ab und schaut in meinen Hals, kann aber keine Anzeichen einer Krankheit feststellen. Sie begründet das, wie ich auch schon vermute, dass mein Körper, vor allem meine Seele, arbeitet. Ich bekomme eine Salbe für die Brust. Mit meinen Cholesterinwerten, obwohl ich mich hier gesund ernähre, ist sie gar nicht zufrieden und schiebt das auf den ständigen Stress zurück. Sie will die Sache im Auge behalten. Ein Belastungs-EKG soll zur weiteren Abklärung durchgeführt werden. Total verwirrt, mit dem Gefühl krank zu sein, gehe ich in die Stadt und kaufe süße Kindersachen für meine ungeborene Enkelin. Aufgeheitert zeige ich diese meinen Mitpatienten.

Über Mittag hat sich eine neue Therapie dazugesellt, die IG Integrative Bewegungstherapie, die über 100 Minuten dauert. In der Gruppe schaukeln wir auf dem Pezziball sitzend hin und her und lassen die Atmung fließen. Jeder sagt was er empfindet. Ich spüre, dass sich mein

Lendenbereich lockerer anfühlt. Danach führen wir einige Tai-Chi Übungen, die mir sehr seltsam vorkommen, durch. Es sind ruhige langsame Bewegungen, die eine gewisse Konzentration abverlangen. Ich bin froh, als die Zeit um ist. Beim anschließenden Mittagessen fühle ich mich wieder schlecht, lasse sogar auf meinem Teller, was nicht meiner Gesinnung entspricht, einiges liegen. Schnell verlasse ich den Speisesaal, da ich kein Bedürfnis verspüre mit irgendjemand zu reden. Mir ist zum Heulen zumute.

In der einstündigen Pause lege ich mich, untypisch für mich, in mein Bett, schließe die Augen und höre leise Radio. Leider bleiben die Tränen in den Augen stecken. So gehe ich in die Tanztherapie, zu der sich zwei Männer in die reine Frauengruppe gesellen. Ich erzähle auf Nachfragen der Therapeutin, dass es mir heute sehr schlecht geht und ich nicht weiß, nach was mir zumute ist. Nach einem guten Lied laufen alle in ihrem eigenen Tempo durch den Raum. Um sich besser kennenzulernen, wirft man einen Ball zu einer Person und sagt seinen eigenen Namen. Man begrüßt sich per Handschlag während des Gehens. Immer wieder kann jeder das tun, was einem am besten zusagt. Die Stunde gefällt mir heute außerordentlich gut und ich tue dies kund. Eine jüngere und eine ältere Patientin sagen beide, dass mir nach der Stunde eine Verwandlung anzusehen ist. Die jüngere meint außerdem, dass sie über meinen positiven Zustand froh ist und sie selbst davon profitiert hat. Das waren schöne Worte. Stefan findet es gut Kontakt mit der Gruppe zu haben. Die Therapeutin ist begeistert über so viele positive Rückmeldungen.

Am Abend geht es mir wieder schlecht. Ich fühle mich matt und krank. Mit Schmerztablette, die kaum Linderung bringt, lege ich mich ins Bett. Gegen zwei Uhr greife ich nochmals zur Tablette.

Wochenende

Heute ist Samstag und ich wache gegen 6.00 Uhr mit einem Dröhnkopf und starken Schmerzen im Lenden- und Hüftbereich auf. Die Nacht war ein Desaster. Ich bin froh alleine am Frühstückstisch zu sitzen. Gespräche zu führen ist mir im Moment zu anstrengend. Bevor die anderen eintreffen, gehe ich zur Medizinischen Zentrale und decke mich mit Kopfschmerztabletten ein. Ich lege mich nochmals bis 11.00 Uhr, ohne zu schlafen, ins Bett. Ich denke, dass mir frische Luft gut tut. So gehe ich gemächlich in die Stadt, um ein paar Hustenbonbons zu kaufen. Wie ein Schneemann eingemummelt, den Schal vor dem Gesicht, trotze ich dem peitschenden Wind. Das Tief Daisy hat uns erreicht. Es schneit heftig auf die weiße Winterlandschaft. Weihnachten könnte nicht schöner sein. Der Spaziergang ist herrlich, aber ermüdend. Ich lege mich den restlichen Vormittag in mein Bett und stehe nur zum Mittagessen auf. Die Schmerzen in meinem Kopf werden immer stärker, so dass ich zum Arzt geschickt werde. Ich bekomme noch stärkere Medikamente, die mich wenigstens zwei Stunden schlafen lassen. Nur zum Abendessen und zur Inhalation stehe ich auf. Ich fühle mich schlapp, müde und krank. Nach vertrauten Menschen im Speisesaal ist mir nicht zumute.

Am Sonntag ist noch keine Besserung in Sicht. 20 Minuten an der frischen Luft reichen aus, um mir den Atem zu nehmen. In der Hoffnung etwas Gutes für mich getan zu haben lege ich mich, nach dem ich mich der verschwitzten Kleidung entledige, hin. Die Schlafanzüge, die vor allem nachts durchnässt sind, gehen mir langsam aus. Den Rest des Tages stehe ich nur zu den Mahlzeiten auf. Mein Körper braucht einfach Ruhe. Darauf zu hören fällt mir grundsätzlich schwer, auch dahingegen werde ich mich ändern müssen. Ich habe angefangen eine Liste zu erstellen: „Was ich ändern möchte." Bewusst schreibe ich möchte, da ich nicht weiß, ob ich meine Ziele erreichen werde. Dass ich mich bzw. sich einiges in meinem Leben ändern muss, sagt mir mein Innerstes: „ICH WILL!" Ich will nicht mehr so weiter machen wie bisher. Ich möchte lernen gelassener zu sein. Ich möchte geregeltere Essenszeiten, vor allem Frühstücken, was ich so gut wie nie gemacht habe. Ich möchte regelmäßig mit Stöcken, die ich mir vor ein paar Tagen auf Empfehlung von Herrn Fisch gekauft habe, walken. Ich möchte weniger Alkohol und dafür am Abend Tee trinken. Ich möchte Freundschaften pflegen und ich möchte Kampfsport oder Tai-Chi betreiben. Es sind viele kleine banale Dinge, die mich eine immense Umstellung kosten werden. Aber: „ICH WILL!"

11.1., Montag

Nach einem kurzen Schlaf wache ich schmerzfrei und guten Mutes auf. Im Spiegel sehe ich wieder einen anderen Menschen. Auf dem Weg zur Massage treffe ich Herrn Wenz, der sich besorgt nach meinem Befinden erkundigt. Ich lächle ihn an und signalisiere, dass es mir wieder gut geht. Meiner Physiotherapeutin, die meine Verspannungen durchknetet, ist beim letzten Mal aufgefallen, dass in mir eine Veränderung vorgeht, welche sie als positiv bewertet. Solche und ähnliche Aussagen von Therapeuten jeglicher Art bringen mich immer wieder zum Staunen.

Bei der Chefarztvisite meint Herr Gub, dass ich einfach Zeit brauche, da mich mein Körper oft durch Erschöpfung in die Knie zwingt. Ich kann nicht gesund entlassen werden und sollte daher ambulant zu Hause weiter behandelt werden. Wie viel Zeit habe ich noch? Mir geht es hier so gut, dass es mich nicht drängt in meine alte Wirkungsstätte zurückzukehren. Nach wie vor habe ich keinerlei Heimweh, auch nicht nach meinem Mann. Ich verstehe das immer noch nicht, habe aber beschlossen, es einfach auf mich zukommen zu lassen.

In der Basisgruppe bin ich eine der wenigen, der es momentan gut geht. Ich erzähle, dass ich neun Tage, in denen es mir mehr oder weniger schlecht ging, gebraucht habe, um wieder im Lot zu sein. Alle meine Symptome, wegen denen ich hier bin, sind in den letzten Tagen akut aufgetreten. Herr Wenz fragt nach dem Warum, worauf ich antworte, dass ich seit dem letzten Samstag nach meinem Weinausbruch in der Gruppe die Zeit der Verarbeitung gebraucht habe.

Das heutige Thema schlägt Timo, ein junger Mann von 27 Jahren, vor. Er hat Probleme mit der Trennung seiner 7-jährigen Beziehung. Ich beteilige mich, da ich davon nicht betroffen bin, und rege mit einigen Vorschlägen die Diskussionsrunde an. Ja, es macht mir sogar Spaß. Nach der Gesprächsrunde kommt Stefan auf mich zu und vertraut mir an, dass er sich in einer ähnlichen Lage befindet. Da wir ständig durch vorbeigehende Mitpatienten gestört werden biete ich ihm an, wenn er möchte, in Ruhe an einem anderen Ort mit mir darüber zu sprechen. Ich fühle mich so wohl ein akzeptierter Teil der Klinik zu sein.

12.1., Dienstag

Ausgeglichen fängt ein neuer Tag an. Ich freue mich auf die Bewegung und die angenehme Gesellschaft in der Gruppe. Entspannt rede ich mit Herrn Wenz über mein Vorhaben, mir einen Wochenplan zu erstellen. Er möchte mehr darüber wissen. Ich schildere ihm meinen seitherigen Alltag, der durch Termine von außen mein Leben bestimmte. Dass ich zu jeder Zeit mittels Handy erreichbar bin und sich in jeder Jackentasche Zettel und Stift befinden, damit ich für Kundenanrufe gerüstet bin. So merkt keiner, dass ich nicht im Büro sitze, da die Gespräche auf mein Mobiltelefon, das ich ständig bei mir trage, umgeleitet werden. Feste Bürozeiten einzurichten habe ich mir oft vorgenommen, jedoch nie auf die Reihe bekommen. Herrn Wenz ist aufgefallen, dass für mich selbst nichts in meiner Aufstellung eingeplant ist. Er rät mir zur Entspannung, Meditationskurse oder ähnliches zu besuchen. Die Unterhaltung gefällt mir ganz gut, da mir auffällt, wie recht er hat. Zeit zum Nachdenken. Zum Abschluss sage ich ihm, dass ich nächstes Mal über meine Ängste sprechen möchte. Er reagiert etwas überrascht, ist aber damit einverstanden.

Die Nachmittagswalkinggruppe besteht wieder einmal nur aus mir und Herrn Fisch. Er zeigt mir neue, weniger anstrengende Wege, da er merkt, dass ich noch nicht vollständig fit bin. Es ist gut so, denn man hört, wie schnell mir die Puste ausgeht. Wir führen eine gute Unterhaltung und genießen den tiefverschneiten Märchenwald.

Gleich anschließend habe ich Einführung in die Gestaltungstherapie, zu der ich jetzt bereit bin, mich sogar darauf freue, nachdem ich diese Therapie bei meinem Erstgespräch abgelehnt hatte. Damals war ich einfach noch nicht so weit, vor allem war es mir nicht wichtig. Ich habe richtig Lust bekommen, als ich die vielen Materialien, die zur Verfügung stehen, sehe. Am liebsten würde ich alles machen. Bis Freitag kann ich mich noch entscheiden.

Heute Abend schaffe ich den zweiten Anlauf für die angebotene Kettenbastelstunde, die eine ortsansässige Künstlerstube organisiert. Ich sitze mit drei weiteren weiblichen Patienten an einem Tisch, auf dem unzählige Perlen und Zubehör in allen Farben für die Herstellung von Schmuck verteilt liegen. Ich überlege lange, welche Kombination mir gefallen könnte. Die Farbe war klar, es sollte etwas mit lila Nuancen sein. Die Perlchen, mit denen ich arbeite, sind so klein, dass ich sie kaum in meinen nicht als schlank bezeichnenden Fingern halten kann. Dass ich diese mit viel Geduld auf eine Perlonschnur auffädeln kann, grenzt schon an Kunst. Ich bin über meine Arbeit, die mir ausgesprochen Freude bereitet, so fasziniert, dass ich mich für nächste Woche nochmals anmelde. Stolz lege ich meine selbstgemachte Kette um den Hals und lasse mich von den anderen bewundern. Ein guter Tag geht zu Ende.

13.1., Mittwoch

Ich fühle mich froh und munter, habe sogar das Amt des Patientensprechers für meine Station übernommen. In der Regel steht nie ein Problem an, aber ich steige in meiner Beachtung, die mir zu noch mehr Selbstvertrauen verhilft. In der Therapie bei Herrn Jöb ist mir ein Licht aufgegangen. Eine Stunde lang führen wir leichte schwingende und langsam bewegende Übungen durch. Wir führen einatmend die Arme seitlich über den Kopf und atmen aus, wenn die Arme vorne Richtung Boden drücken. Ich habe mit dieser Übung folgendes verbunden: beim Einatmen sammle ich positive Energie, die ich in den Kopf, wenn die Arme oben sind, einfließen lasse. Beim Ausatmen drücke ich die negative Energie aus dem Körper in den Boden. Immer wieder höre ich die Stimme von Herrn Jöb, der uns nahe legt, bei sich zu bleiben und nicht durch Gedanken oder Dinge abzuschweifen. Ich freue mich, jeden Tag ein Stück weiter zu kommen. Selbst die langsamen Bewegungen lösen in mir eine innere Zufriedenheit aus. Bei der anschließenden Gesprächsrunde über die eigenen Empfindungen lerne ich, dass die Füße der Punkt sind, sich zu erden. Das heißt, wenn man nicht mehr bei sich ist, soll man an „Füße" denken. Schon kehrt man zu sich zurück. Dasselbe funktioniert auch bei einem Gespräch mit einer Person. Ein großer aber nicht aussichtsloser Lernprozess, den man trainieren kann. Aus dieser Runde nehme ich sehr viel mit. In der Tanztherapie gehen wir zu zweit zusammen. Einer macht Bewegungen in einen imaginären Spiegel, welche der andere nachmachen soll. Die Lachmuskeln und die Konzentration arbeiten auf Hochtouren. Ich bin nicht die einzige, die Probleme hat, sich völlig gelöst zu geben. Trotzdem fiebere ich schon der nächsten Stunde entgegen. Ich genieße meine langsam wiederkehrenden Gefühle, die jetzt auch für andere zugänglich sind. In meiner Seele ist wieder Platz für Menschen. Sandra, die ich auf dem Weg in die Cafeteria treffe, bittet mich, sie kurz in die Arme zu nehmen. Zu meinem Erstaunen tue ich das gerne. Ich drücke sie fest und gebe ihr ein Stück meiner Kraft ab. Neue ungeahnte Emotionen sind in mein Leben eingetreten. Ich bin wieder Mensch, ich bin wieder Frau, ich bin wieder da.

11. Kapitel

9. Woche in der Klinik

14.1., Donnerstag

Ausgeschlafen und voller Tatendrang wache ich, wie in letzter Zeit, gegen 6.00 Uhr auf. Beim viertelstündigen Fernsehschauen trinke ich im Bett meine Kanne Tee, wie jedem Morgen. Ich genieße das Frühstück und gehe gut gelaunt in die Bewegungstherapie, bei der heute wieder viel gelacht wird. Ich kann sogar zwei Mitpatienten motivieren mit mir zu walken, da unser gemeinsamer Termin aus Krankheitsgründen ausfällt. So kann ich meine neuen Walkingstöcke endlich einweihen. Auch ohne Leitperson macht das Gehen in der frischen Waldluft ungeheuren Spaß. Mit dem Gefühl Gutes getan zu haben, stelle ich mich unter die Dusche und genieße das warme, weiche Wasser auf meiner Haut.

Mit Herrn Wenz bespreche ich heute meine Ängste. Ängste vor Höhlen, Aufzügen, unbekanntem Wasser und Tieren ohne Beine. Er erklärt mir, wie man sich durch psychologische Hilfe davon befreien kann, würde es mir aber zum derzeitigen Zeitpunkt nicht empfehlen. Wir klären nochmals einen Entlassungstermin, der in drei Wochen sein wird. Er empfiehlt mir auch für zuhause einen Verhaltenstherapeuten aufzusuchen. Als ich ihm sage, wie gut es mir geht und wie sehr mir die Nähe der Mitpatienten wichtig geworden sind, ist er hoch erfreut und meint, dass er an meinem Mund sieht, wie weich ich geworden bin. Zufrieden gehe ich zur Massage. Am Spätnachmittag darf ich endlich an der Gestaltungstherapie teilnehmen. Ich suche mir den größten Speckstein heraus und probiere sämtliche Werkzeuge an meinem sich sehr gut anfühlenden harten Stein aus. Eigentlich sollte man zu Beginn mit einem kleineren Stein anfangen, doch das passt so gar nicht zu mir. Außerdem ist das mir zu fitzelig. Es ist wie im richtigen Leben: ich strebe immer nach Höherem. Mit krummen und geraden Feilen ziehe ich geschwungene Linien. Ich schleife die Ecken geschmeidig rund. Es macht mir wahnsinnig Freude zu sehen, wie meine Hände formen und feinen Steinstaub produzieren. Nach einer Stunde intensiver Arbeit stellt jeder sein Werk auf den Tisch, um dieses selbst zu bewerten. Die Therapeutin hinterfragt und analysiert die Objekte. Als ich an der Reihe bin, nenne ich mein Werk „Herzkeil". Meine Beschreibung lautet: ich finde in dem Stein mein Herz, in dem ein Keil steckt, wieder. Der Keil ist gleichzustellen mit einem Lückenfüller und der Lückenfüller soll mein gebrochenes Herz kitten, damit wieder Gefühle entstehen können. Ich merke, dass die Therapeutin sehr beeindruckt ist. Eigentlich wollte ich provozieren, habe aber dann ungewollt den Pudels Kern getroffen.

Im Bett denke ich nochmals über mein Kunstwerk nach. Die Idee, den Stein noch etwas umzuarbeiten, lässt mich nicht mehr los. Ich muss mich bis nächste Woche in Geduld üben.

15.1., Freitag

Mein Schlaf war nicht der Beste, aber ich bin trotzdem

gut drauf. Nervös werde ich erst, als ich wegen Lissa beim Frühstücken am falschen Platz sitze. Sie hat sich aus Geselligkeitsgründen heute mal an einen anderen Tisch gesetzt. Seit über 8 Wochen sitze ich immer am gleichen Tisch und auf demselben Stuhl. Plötzlich ist alles anders. Dass das ausgerechnet mich, da ich keineswegs ein Spießer bin, aus dem Gleichgewicht bringt, kann ich nicht nachvollziehen. Es muss wohl mit dem Gefühl der Sicherheit zusammenhängen. Das nächste Mal möchte ich wieder an meinem gewohnten Platz sitzen.

Der Termin bei Herrn Jöb in der IG Bewegungstherapie wirft mich in meinen bis dato gemachten Fortschritten sehr zurück. Wir reden lange über das Ego und das Bewusstsein, welche laut seiner Aussage zwei verschiedenen Bedeutungen zugeordnet sind. Der Theorie kann ich nicht ganz folgen. Gelassen zu sein bedeutet das Ego auszuschalten. Das heißt, wenn mich jemand beleidigt und ich es an mich heran lasse, meldet sich mein Ego, welches mich schlecht fühlen lässt. Wenn ich aber merke, dass ich traurig bin, handelt es sich um das Bewusstsein. Es geht schließlich und endlich darum, das Ego komplett auszuschalten. In der Praxis kann das nur durch jahrelange intensive Übung funktionieren. In vielen Punkten widerspreche ich ihm. Ich stelle die Frage: wenn mir jemand einen Schaden zufügt und derjenige den entstandenen Schaden nicht ersetzt, trifft es mich doch automatisch persönlich. Die daraus entstandene Wut, die ich bei dieser Ungerechtigkeit bekomme, definiert er mit Angst. Mit seinem fundierten Wissen sind seine Argumente meinen Einwänden überlegen. Resigniert, mit dem Gefühl, nicht alles verstanden zu haben und vor allem nicht umsetzen zu können, verlasse ich die Therapie. In dieser Stimmung gehe ich zu meinem letzten Termin für heute, der Tanztherapie. Wieder einmal kostet es mich Überwindung einen Menschen, der mir noch nicht einmal sympathisch ist, mit einem kleinen weichen Ball zu massieren. Als ich an die Reihe komme, sitze ich leicht gebückt im Schneidersitz. Der Ball wandert sanft über meine Wirbelsäule und, oh Wunder, ich spüre einen gewissen Genuss. Ich bin gespannt, was da noch auf mich zukommen wird.

Mit Silvia gehe ich in der Abenddämmerung spazieren. Wir unterhalten uns über das hochphilosophische Thema Ego und Bewusstsein von Herrn Jöb. Silvia kann meiner Wiedergabe kaum folgen, hat aber auch Probleme damit, die Theorie im realen Leben umzusetzen. Ansonsten gebe ich ihr, was ich sehr gut für andere kann, Ratschläge mit auf dem Weg. Die Gespräche lassen mich wieder zu meiner Mitte zurückfinden.

Das Wochenende habe ich mit Shoppen, waschen, Spaziergängen und Nichtstun verbracht. Am Sonntagabend findet ein Vorspiel mit Lissa an der Querflöte, zwei Gitarrenspielern und einer Geigenspielerin statt. Da der Hörgenuss nur eine halbe Stunde dauert, habe ich im Anschluss mit ein paar Freunden einen Freestyle-Tanzabend organisiert, der aber nicht sonderlich angenommen worden ist. Die, die da waren, hatten aber viel Spaß.

18.1., Montag

Seit zwei Tagen brauche ich sehr lange, viel zu lange, um einzuschlafen zu können, obwohl ich sehr müde bin. Meine Hüften lassen mich beim Liegen nicht in Ruhe, vor allem spüre ich sie verstärkt in den Wachphasen. Herr Gub ist bei der Chefvisite mit mir sehr zufrieden. Nach diesem kurzen Gespräch habe ich den ganzen Vormittag frei. Nach einer kleinen Runde durch die Stadt bei leichtem Nieselregen und auf schneeabtauenden Wegen, die zum Teil matschig und glatt sind, werfe ich mich in meinen Sportdress und begebe mich in den unteren Stock, um im Fitnessraum etwas für meine Gesundheit zu tun. Erfreut, meinen inneren Schweinehund überwunden zu haben, nutze ich die übrige Zeit um zu schreiben. Mein einziger Termin für heute ist die Basisgruppe. In der Blitzrunde sage ich, dass ich wieder schlecht schlafe, aber mich ansonsten sauwohl fühle. Wir gestalten für Mauritz, der uns übermorgen verlassen wird, ein Abschiedsplakat. Noch ein lieber Mensch, den ich nicht wiedersehen werde. Beim Kaffeetrinken kommt Stefan auf mich zu und fragt, ob ich Lust habe an einem Spielabend mitzumachen. Es ist so ein schönes Gefühl beachtet und gemocht zu werden. Ich sage gerne zu und helfe ihm sogar ein entsprechendes Plakat zu gestalten und aufzuhängen.

19.1., Dienstag

„Warum kann ich abends so schlecht einschlafen? Ich bin doch müde" sind meine ersten Gedanken am Morgen. Nach dem Frühstück renne ich den Flur entlang, die Treppe rauf und runter. Schaue im Eingangsbereich nach Abreisenden, denen ich noch alle Gute wünschen möchte. Meine Nerven lassen mich mal wieder nicht zur Ruhe kommen. Ich kann nicht mehr ruhig sitzen, kann keinen klaren Gedanken fassen. Mit Herrn Wenz, bei dem ich eine Stunde Zeit habe, bespreche ich meinen Unruhezustand. Wir kommen beide auf den Gedanken, dass meine Abreise näher rückt und ich somit unter Druck stehe. Ich erzähle ihm von dem Anruf meines Sohnes, der mich fragte, ob ich gelernt hätte wie ich zu Hause mit stressbehafteten Situationen umzugehen habe. Ich konnte ihm keine Antwort geben. Erschrocken über meine Unwissenheit frage ich Herrn Wenz, wie ich das bewältigen kann. Ein Gespräch in der Richtung findet auf jeden Fall noch statt. Er meint, dass ich mir darüber noch keine Gedanken machen brauche. Außerdem ist er der Meinung, den Termin meiner Heimreise nochmals zu verschieben, vorausgesetzt ich bin damit einverstanden. Ich bespreche mit ihm die Möglichkeit einer Tagesklinik am Wohnort. Vorsichtig erklärt er mir den Hintergedanken dieser Art von Behandlung. Für Menschen, die sich im Alltag wieder zurecht finden möchten, ist das sehr zweckdienlich. Psychologische Gespräche finden dort weniger statt, da der Schwerpunkt mehr auf dem sozialen Verhalten liegt. Sofort habe ich für mich entschieden, dass ich daran kein Interesse habe. Ich möchte die Klinik stabil verlassen und mit dem Gelernten selbst wieder den Alltag meistern. Mit der Verlängerung bin ich einverstanden. Herr Wenz will meine Krankenkasse kontaktieren und sie von der Notwendigkeit überzeugen. Meine Frage, ob mein Mann, der mich gebeten hat ohne mein Beisein mit ihm über mich zu sprechen, bejaht er, vorausgesetzt dass ich damit einverstanden bin. Das Interesse meines Mannes finde ich großartig. Ich denke, dass ich einen sehr guten Therapeuten erwischt habe, der mich seit vielen Wochen durch meine Hochs und Tiefs begleitet.

Erleichtert mache ich mich auf den Weg zur Kunsttherapie. Ich arbeite an meinem Stein weiter, in den ich zwei Löcher, nur mit der Feile behaftet, bohre. Es stellt sich als harte Arbeit heraus und erfordert immense Geduld. Heute kann ich mein Vorhaben nicht mehr schaffen. Zum Ausgleich, schon der Kräfte wegen, spritze ich mit unterschiedlichen Farbtuben unwillkürlich Spritzer auf eine Leinwand. Ich fange mit schwarz an, arbeite zwischendurch an meinem Stein weiter, nehme dann die rote Farbe, dann die gelbe und zum Schluss die weiße Farbe. Immer im Wechsel zu meiner anstrengenden Steinarbeit. Das Bild erinnert mich an den Künstler Miro. Bei der analytischen Bewertung führe ich an, dass ich mein Herz zugänglicher machen möchte, indem ich Löcher, die durch den ganzen Stein gehen sollen, bohre. Ich stelle wieder fest, dass der Vorsatz genau dem Verhaltensmuster entspricht, das ich eigentlich ablegen möchte. Da die Löcher nur mit einer Feile bearbeitet werden können, da Bohrmaschinen nicht zugelassen sind, wird mir die Arbeit viel Kraft rauben. Mit aller Gewalt will ich meinem Ziel folgen. Es wird zu einer Gratwanderung, die ich mir selbst ausgesucht habe. Das Gegenteil meiner Schaffenskunst ist das Bild, das ich Inspiration nenne. Von meinen Mitpatienten bekomme ich dafür gute Bewertungen, da ich das Gebilde so zu sagen aus dem Ärmel geschüttelt habe. Einer meint, dass ihn das inspiriert hat, auch so ein Bild zu fertigen.

20.1., Mittwoch

Ich wache mit Kopfschmerzen auf, habe aber insgesamt gut geschlafen. Die anstrengende Therapie der Integrativen Bewegung lässt mich heute zu andern Wegen führen. Herr Jöb knüpft an seine philosophische Theorie von letzter Woche an. Endlich habe ich die Grundlage verstanden, die mich zu einem Umdenken führt. Ich drücke dies für jedermann verständlich aus. Mein Streben nach Veränderung meines Wesen habe ich aufgegeben und richte mich nun nach meinem Leitsatz: **„Ich bin wie ich bin gut."** Ich versuche bei jeglicher Art von Angriffen auf meine Person mein Bewusstsein einzuschalten, indem ich in mich höre, was gerade mit mir geschieht. Wenn es Wut ist, nehme ich diese nicht an, in dem ich kurz durchatme und meinen Körper locker lasse. Sobald mir meine Gedanken sagen „entspannen", geht es nicht. Oder wenn ich zu mir sage: „Ich bleibe ganz ruhig", bin ich es nicht. Es ist wichtig sich auf den Körper einzulassen, unbefangen Therapien anzunehmen und zu akzeptieren. Ich bin überzeugt, den richtigen Weg gefunden zu haben. Jetzt gilt es nur noch diese Methode umzusetzen.

Ein schönes Gefühl breitet sich in mir aus, als ich in der Basisgruppe meine neue Strategie preisgebe. Während ich meinen Leitsatz sage: „Ich bin wie ich bin gut" strahlt Herr Wenz über das ganze Gesicht und bestätigt dies mit großem Nachdruck. Mein Lächeln bringt meine unausdrückbare Glückseligkeit zum Vorschein. Ich fühle mich einfach nur wohl. Das erste Mal bin ich nach dem Abendessen aus dem Dunstkreis meines Zimmers ausgetreten, um mit ein paar netten Menschen zu spielen. Mein Ehrgeiz sowie meine Kreativität drücken sich immer stärker in den Vordergrund, allerdings immer mit Lachen und Blödsinn verbunden. Ich fühle, wie ich geschätzt und gemocht werde. Die Energie, die manchmal zur Hyperaktivität führt, ist ständig präsent. Das führt sogar dazu, dass ich zum Einschlafen so aufgeregt und rappelig geworden bin, woraus wie so oft ein Schlafdefizit entsteht. Der Gedanke, eventuell etwas verpassen zu können, lässt mich nicht mehr los. Doch das Phänomen kommt mir aus vergangener Zeit sehr bekannt vor.

12. Kapitel

10. Woche in der Klinik

21.1., Donnerstag

Um 4.30 Uhr wache ich mit wahnsinnig schönen Gefühlen, die sich wie eine Krankheit in meinem Körper ausbreiten, auf. Ich nehme meinen kleinen Werner in die Arme und drücke ihn ganz fest. Diesen Zustand genieße ich über eine Stunde. Es ist unbeschreiblich. Ich stelle mir wieder die Frage, was ist mit mir los? Wo kommen diese gigantischen Gefühle her? Glückselig stehe ich auf und sitze bereits um 6.45 Uhr am Frühstückstisch.

Der tägliche Gang zu meinem Briefkasten hat sich heute gelohnt. Eine Grußkarte per Mail mit der Überschrift

HERZLICHEN GLÜCKWUNSCH!

lässt mich neugierig werden. Sie ist von Lissa mit folgenden Worten:

Liebe Frau Krause,
hiermit verleihen wir Ihnen das heute erworbene Diplom der
Fürstlich - Kaiserlichen Hof - Obschdsalat - Schnibblerin. *Für die Überreichung der Urkunde halten Sie sich heute Abend im Speisesaal bereit. Und nun noch ein Tagesmotto, was zu Ihrem Gemütszustand des heutigen Morgen passen könnte: „Morgenwonne" Ich bin so knallvergnügt erwacht. Ich klatsche meine Hüften. Das Wasser lockt. Die Seife lacht. Es dürstet mich nach Lüften. Aus meiner tiefsten Seele zieht mit Nasenflügelbeben ein ungeheurer Appetit nach Frühstück und nach Leben. (Joachim Ringelnatz)*

Ich lache laut los und versetze, glaube ich, damit andere Menschen in meiner Nähe in Erstaunen. Meine Lissa!

Herrn Wenz erzähle ich bei meinem heutigen Termin meine Gefühlsüberschwappung. Er sagt, dass meine Augen strahlen, wenn er an meinen versteinerten Blick bei meiner Ankunft zurückdenkt. Wir sprechen nochmals über meinen Abreisetag. Er signalisiert mir, dass ich jederzeit verlängern kann. Eine Begründung hierzu ist gegeben. Ich sage ihm, ziemlich sicher zu sein, dass mir die verbleibende Zeit ausreichen wird.

In der Kunsttherapie schaffe ich es endlich beide Löcher durch mein Steinherz zu bohren bzw. zu feilen. Ich fühle mich erleichtert, die kraftraubende Anstrengung durch meine Hartnäckigkeit geschafft zu haben. Stefan kommentiert das mit Durchhaltevermögen. Kurz vor Ende der Stunde frage ich ihn, den talentierten Steinhauer, mehr aus Spaß, ob er mir ein Geschenk machen möchte. Er nimmt einen kleinen Stein, feilt und sägt im Eiltempo, um mir diesen noch rechtzeitig überreichen zu können. Es handelt sich um einen Serviettenhalter, den ich beglückt auf meinen Schreibtisch stelle. Über diese Geste freue ich mich sehr. Das nächste Mal möchte ich meine Löcher noch größer in mein Steinherz bohren.

Der Tag ist heute mit derart vielen Terminen bestückt, dass mir zum Abendessen nicht viel Zeit bleibt. Unmittelbar danach findet der Spielabend mit dem Spiel Activity, bei dem ich teilnehmen möchte, statt. Zwölf Mitpatienten können sich dafür begeistern. So bilden wir zwei Mannschaften, in denen es recht lustig zugeht. Die Lachmuskeln haben die ganze Zeit über sehr viel zu tun.

Der Nachteil des lustigen Abends ist, dass ich, aufge-kratzt wie ich jetzt bin, nicht einschlafen kann. In der Nacht überlege ich mir zur medizinischen Zentrale zu gehen, um mir noch ein Beruhigungsmittel zu holen, verwerfe den Gedanken wieder, es könnte mich je-mand auf dem Weg dorthin sehen. So schlafe ich, eitel wie ich bin, nur ein paar Stunden

22.1., Freitag

Fröhlich gehe ich, später als sonst, zum Frühstücken. Von den Frühaufstehern werde ich schon vermisst. Es geht mir gut und ich freue mich auf die Muskelentspan-nung bei Herrn Jöb. Wir fangen gerade mal fünf Minu-ten an, da spüre ich Feuchtigkeit in meinen Augen. Eine Träne rollt mir über das Gesicht. Nach kurzer Zeit rollt die zweite. Ich habe kein Taschentuch dabei und merke, wie mir auch Flüssigkeit aus der Nase tropft. Die Tränen beginnen ziellos zu fließen. Erschrocken verlasse ich fluchtartig den Raum, um auf der Toilette Papier zu ho-len. Ich fange an zu schluchzen und warte, dass dies wieder aufhört. Im Spiegel richte ich mein Make up und laufe mit gesenktem Kopf den Flur entlang zu meinem Zimmer. So kann ich nicht mehr an der Therapie teil-nehmen. Unterwegs begegne ich Stefan, der einige Meter von mir entfernt ist. Rechtzeitig bekomme ich noch die Kurve, damit er mich nicht mit verheulten Au-gen sieht. Auf meinem Zimmer weine ich laut und hemmungslos. Ich weiß nicht was ich tun soll. Ich habe mir so gewünscht, es würde mich jemand in den Arm nehmen, traue mich aber nicht um Hilfe zu bitten. So ziehe ich Jacke und Mütze an und gehe spießrutenlaufend aus der Klinik. Mein Ziel ist der Wald, in dem kein Mensch aufgrund der teilweise sehr glatten Wege unterwegs ist. Ich verstehe nicht was mit mir passiert. Mein Schluchzen und Weinen begleitet mich den ganzen Weg. Ich kann gar nicht mehr aufhören, fühle mich alleine und hilflos und merke gar nicht, dass ich normalerweise ohne Begleitung im Wald Angst habe. Nicht einmal mein Handy habe ich eingesteckt. Ich bin kopflos und irritiert. Wenn ich hinfalle, dann falle ich eben, ist mir egal. Mutterseelen alleine sehe ich plötzlich zwei Rehe, die genauso wie ich erschrocken weglaufen. Die Klinik kommt immer näher und ich versuche mich zu beherrschen. Wie es der Zufall will, doch glaube ich nicht an Zufälle, läuft mir wieder Stefan, der eine rauchen geht, entgegen. Ich bin schon auf dem Weg vorbei zu gehen, da kommt er auf mich zu und sieht mich an. Er fragt, ob ich einen schlechten Tag habe. Ich sage ihm, dass ich nicht weiß was mit mir los ist. Er legt tröstend den Arm um mich und redet mit mir. Er erzählt, dass es ihm am Montag genauso ginge. Obwohl er gleich einen Termin hat, begleitet er mich, da ich mich unwohl fühle mich so vor anderen zeigen zu müssen, bis zu meinem Zimmer. Ich bin ihm sehr dankbar und ziehe mich für den nächsten Termin, auch wieder bei Herrn Jöb, um. Auch in diesen eineinhalb Stunden bekomme ich ständig glasige Augen. Immer wieder überfällt mich ein Schwindelgefühl. Ich kann mich kaum konzentrieren. Beim Mittagessen sehen wirklich alle meinen Zustand.

Das erste Mal nach zehn Wochen sitze ich mit rot geweinten Augen auf meinem Platz. Mir ist das peinlich, aber alle lassen mich in Ruhe. Ich bemerke ihre besorgten Blicke. Nach dem letzten Bissen verlasse ich ziemlich schnell den Speisesaal, um mich weinend ins Bett zu legen. Gut, dass ich gefragt wurde, ob ich am Nachmittag mit in die Cafeteria gehe. Ich glaube ich wäre sonst nicht aufgestanden. Ein Schokolädchen liegt auf meinem für mich reservierten Stuhl. Ich bin gerührt. Dann kommt Erika, die mich zum Spazieren gehen animiert. Ich setze mich in die Sitzgruppe beim Ausgang und warte auf ihr Kommen. Jörg, ein junger Mann, mit dem ich noch nie mehr als zehn Worte gewechselt habe, kommt auf mich zu und fragt mich wie es mir geht. Wieder spüre ich das Brennen in meinen Augen. Er ist sehr lieb zu mir und sagt, dass ich mich meiner Tränen nicht schämen muss.

Vor meiner Tür finde ich eine Karte von Erika, die ich gerne textmäßig wiedergeben möchte:

„Ich freue mich, dass ich Dich kennen lernen konnte. Mit Dir kann ich mich gut austauschen. Deine Gedankenanstöße und Ideen, Dein Humor tut mir gut. Du hast an Echtheit und Tiefe gewonnen, als Du heute Deine schwache, traurige Seite zeigtest. Mach weiter so, kleine Schritte mit Ruhepausen. Erika."

So viel Zuwendung ist einfach nur schön. Erschöpft und müde falle ich früh ins Bett. Meine Gedanken kreisen wie ein Bienenschwarm in meinem Kopf. Ich versuche sie zu verdrängen, aber es gelingt mir nicht. So liege ich wieder stundenlang wach. Eine halbe Stunde habe ich nur mit Husten verbracht. Meine Gefühle fahren Achterbahn, die nicht anhält, um mich aussteigen zu lassen. Die allabendliche hohe Baldriandosis ist nicht mehr ausreichend

Wochenende

Ein entspanntes Wochenende steht an. Ich lege mich am Samstag, nach einem ausgedehnten Spaziergang in den Morgenstunden, zwei Stunden ohne zu schlafen hin, treibe ein bisschen Sport und gehe früh zu Bett. Ein ausreichender, unterbrechungsloser Schlaf lässt mich am Sonntagmorgen zu Höchstleistung auflaufen. Zu dritt walken wir stramm über eine Stunde in der kalten Morgenluft. Mit dem guten Gefühl etwas für die Gesundheit getan zu haben ist ausruhen angesagt. Nachmittags gehe ich noch mit ein paar aus meiner Gruppe Kaffee trinken. Es fängt an zu schneien und wir können dem Treiben vom Fenster aus zusehen. In der Dämmerung wandern wir auf jungfräulichem Schnee zurück. Ein ausgefüllter Tag geht zu Ende.

25.1., Montag

Ein neuer Tag mit wenig Terminen beginnt. Ich genieße die wohltuende Massage und stelle mich kurz bei der Visite vor. Aus eigenem Antrieb strample ich im Fitnessraum mit lauter Musik von Viva auf dem Fahrrad, um danach für die Gymnastik warm zu sein. Gestärkt und voller Elan dürstet es mich im heftigen Schneetreiben ab von der Straße über eine Stunde lang über die weiße Pracht zu gleiten.

In der Blitzrunde Basisgruppe Psychotherapie erzähle ich, dass ich über das was ich jetzt sagen werde, sehr aufgeregt bin. Ich beschreibe meinen Zustand von Freitag, an dem ich fast ununterbrochen geweint habe und das Mitgefühl einiger Mitpatienten, die sich um mich kümmerten und meine Scham, mich so gezeigt zu haben. Die Augen von Herrn Wenz werden sehr weich. Das passt auch zu dem heutigen Thema von aufkommenden Gefühlen und wie man mit diesen umgehen soll. Es ist interessant, wie die Gruppenmitglieder darauf einsteigen. Fast jeder ist von dem Gefühlskarussell, in dem ich stecke, selbst auch betroffen. Ich komme schließlich zu folgender Erkenntnis: Mit meinen Gefühlen, die lange verschüttet waren und jetzt mit geballter Ladung auf mich einströmen, die ich zu lange nicht mehr gekannt habe, muss ich erst wieder lernen umzugehen.

Mich treibt es hinaus in das heftige Schneegestöber. Im tiefen Neuschnee zu laufen und die gut gepuderten Bäume zu sehen ist von einmaliger Schönheit. Ich fühle mich frei. Da mich ein Mitpatient begleitet, dehnt sich der Spaziergang aufgrund guter Gespräche in die Länge. So kann ich die klare Luft noch mehr genießen.

Am Abend sitze ich noch ein Weilchen in der Sitzgruppe

und spiele mit Lissa und ein paar anderen Karten. Wegen Lissa, der es plötzlich nicht gut geht, bleibe ich länger als geplant auf. Sie hat sich sehr darüber bedankt. Später klopft es an meiner Türe, aber keiner steht davor. Dafür finde ich eine Karte mit zwei hüpfenden nackten Männern von hinten und dem Spruch:

Das Leben ist voller kleiner Überraschungen. Und auf der Rückseite: *„......genieße sie!!! .... und hüpfe mit! Vielen Dank, dass Du noch aufgeblieben bist. Guats Nächtle, Lissa*

26.1., Dienstag

Habe mir gestern Abend noch Beruhigungstropfen zum Einschlafen geholt. Ob die geholfen habe, bzw. nicht geholfen weiß ich nicht. Mein morgendlicher Husten ist wieder da. In der Bewegungstherapie sollen wir mit unseren Händen eine imaginäre Kugel über unseren Körper formen. Bei dem anschließenden Gedankenaustausch, welche Art jeder gewählt hat, kommen Antworten wie: Seifenblase, die zu dünn war, dass ein anderes Material gewählt wurde, oder eine Hülle aus flüssiger Schokolade usw. Ich erkläre, dass meine Kugel aus Glas ist und dass ich hinten eine Tür eingebaut habe, zu der ich jederzeit entschwinden kann. Es ist interessant, was bei derart einfachen Bewegungen entstehen kann, die zur eigenen Identifizierung passen. Analysiert werden die Antworten nicht.

Ich rede über die Entstehung meiner Kugel mit Herrn

Wenz, der den Einbau der Tür sehr gut findet. Wir sprechen über den letzten Freitag und suchen gemeinsam nach Gründen für meinen Weinanfall. Beim Reden wird mir klar, dass ich die Tränen zulassen wollte. Ich hätte sie, wenn ich gewollt hätte, rechtzeitig unterdrücken können. Mir wird auch bewusst, dass ich Zuwendung von Menschen, die mir nahe sind, gesucht habe. Ich wollte einfach bekümmert werden. Herr Wenz meint, dass ich auf dem richtigen Weg bin.

Als ich nachmittags den Kunstraum betrete, ist Stefan schon anwesend. Da ich ein großer Lüftungsfan bin, frage ich, wie man hier im Raum am besten lüften könnte. Die bearbeiteten Specksteine liegen auf dem Fensterbrett verstreut, so dass ein Öffnen nur bedingt geht. Er meint: „Gar nicht" und gibt mir zu verstehen, dass er es nicht gut findet, wenn ich bei jedem Betreten eines Therapieraumes als erstes die Fenster aufreiße. Ich gebe ihm zu verstehen, dass es wegen der verbrauchten Luft ist. Ich bin aber dann ruhig, weil ich ein starkes Brennen in den Augen spüre. Ich bin geschockt und verlasse kurz den Raum. Vertieft in meine Steinarbeit senke ich den Kopf und versuche die laufenden Tränen zu unterdrücken. Da es mir nicht gelingt, gehe ich zum Weinen auf die Toilette. Sandra kommt mir nach und nimmt mich in die Arme. Zurück bei meinem Steinherz sieht mich Stefan, der neben mir sitzt, an. Ich nehme allen meinen Mut zusammen und erkläre ihm, wie sehr er mich verletzt hat und wie weh das tut. Er ist bestürzt, da er dies im Spaß gesagt hätte und es so nicht gemeint hätte. Ich beruhige mich wieder, doch der Schmerz bleibt. Dies bringe ich nochmals zum Ausdruck, als ich bei der Beurteilung meines Kunstwerkes sage: „Ich bin mir nicht mehr sicher, ob die Löcher, die ich in meinem Herzen vergrößert habe gut sind. Ich merke, dass mich die Offenheit verletzlich macht." Die Therapeutin fragt, ob mich jemand verletzt hätte. Ich sage: „Ja." Sie erklärt, dass es trotzdem gut ist das Herz offen zu lassen, oder ob ich es wieder verschließen wollte. Ich verneine das. Beim Abendessen kommt Stefan kurz an unseren Tisch und beteuert nochmals seine falsche Wortwahl. Er möchte wissen, ob jetzt wieder alles o.k. wäre. Ich sage, dass ich mit ihm darüber sprechen möchte.

Um einschlafen zu können, hole ich mir wieder Tropfen, die nicht helfen. So weine ich mich in den Schlaf. Erst ist mir kalt und ich friere, nach mehrmaligem Aufwachen in der Nacht und einem Hustenanfall merke ich, dass ich schwitze.

27.1., Mittwoch

Heute Morgen erlaube ich mir mal wieder eine Stunde später als sonst zum Frühstück zu erscheinen. Normalerweise sind meine Tischnachbarn in den frühen Morgenstunden nicht zu sehen. Ich falle aus allen Wolken, als ich mich zu meiner Gruppe geselle und eine Schale mit frischem Obstsalat auf meinem Platz vorfinde, den Stefan mit Hilfe von Lissa gemacht hat. Ich bin so gerührt, dass meine Augen schon wieder feucht werden. Meine Emotionen über diese liebevolle Geste berührt das innerste meiner Seele. Ich bewege mich immer tiefer im Dschungel der Gefühle.

In der allmorgendlichen Visite ist mir schon wieder nach Weinen zumute. Die intensive Therapie bei Herrn Jöb veranlasst mich, meinen Tränen freien Lauf zu lassen. Er redet ohne Punkt und Komma über Gefühle und Bewusstsein. Zwischendurch fragt er in die Runde, was die Übungen bewirkt haben. Ich sage mit rotverweinten Augen, dass ich mich nicht mehr im Griff habe. Für ihn ist meine Aussage ein großer Schritt nach vorne. Die ganze, hauptsächlich theoriebehaftete Stunde dauert 100 Minuten. Eine lange Zeit mit vielen Eindrücken und Stoff zum Verarbeiten. Gut, dass ich mit Lissa in der einstündigen Pause, um mich abzulenken, in die Stadt gehe, was mir auch gelingt. Anschließend treffen wir uns in der Basisgruppe mit Herrn Wenz. Meine Augen sind immer noch feucht und gerötet. In der Blitzrunde sage ich leise, dass ich innerlich zerrissen bin mich aber auf das Gefühlswirrwarr einlasse. Ich erzähle weiter, dass ich trotz Tröpfchen schlecht geschlafen habe und ich mich über die nette Geste mit dem Obstsalat sehr gefreut habe. Ich spüre die Gerührtheit von Herrn Wenz, der mich fragt, ob die Gruppe, angesichts meines Zustandes, etwas für mich tun kann. Ich freue mich über sein Angebot, lehne dieses aber, da ich mich selbst wieder aus meinem Chaos befreien möchte, ab. Das mir entgegengebrachte Mitgefühl meiner Mitpatienten tut so gut. Die meisten von unserer Gruppe sind heute nah am Wasser gebaut, auch die Männer. Eine traurige Stimmung breitet sich aus. Als wir dann noch Sonja, die morgen die Heimreise antritt, mündlich verabschieden, schluchzt diese bei so viel anerkennenden und wohlgemeinten Worten der anderen. In der Pause verdrücke ich mich in eine Ecke und schaue aus dem Fenster. Es sollte mich keiner sehen. Joachim kommt zu mir und gibt mir ein Glas Wasser in die Hand. Er redet so lange mit mir, bis ich mich wieder gefestigt fühle. Wir trösten uns gegenseitig, da auch er zu den momentan Traurigen gehört. Am Abend spiele ich wieder in geselliger Runde Karten. Eine gute Ablenkung gegen meine Gefühlsausbrüche. Im Bett ist dieser Zustand schnell wieder vorbei. Trotz Schlafmedizin grüble ich bis gegen 2.00 Uhr und wache bereits nach mehreren Unterbrechungen um 6.00 Uhr auf.

13. Kapitel

11. Woche in der Klinik

28.1., Donnerstag

Übermüdet schminke ich mich heute etwas mehr als sonst, um die roten Augenränder zu verdecken. Ich kann nicht beschreiben wie ich mich fühle, ich bin ruhig und eingekehrt. Irgendetwas ist passiert, irgendetwas ist anders, irgendetwas bereitet mir Schmerzen und beschert mir Traurigkeit. Ich mag nicht mehr weinen. Ich weiß auch gar nicht warum ich nicht mehr weinen will, warum ich überhaupt geweint habe. Meine Gefühlswelt und ich sind sehr durcheinander.

Bei Herrn Wenz habe ich mich über den Vorfall mit dem Lüften ausgesprochen. Es war gut so, denn meine starke Verletztheit, die dadurch hervorgerufen wurde, hat eine nicht unerhebliche Wunde hinterlassen. Er findet es enorm, wie ich meine Problemverarbeitung von ganz unten mit allen dazugehörigen Emotionen durchlebe. Bei all unseren Gesprächen und den Beschreibungen meiner Vergangenheit, Gegenwart und Zukunft würde ich alles auf den Punkt bringen. Dass ich künftig kein Fenster mehr vor einer Therapie öffnen werde, stuft er als Trotzreaktion ein, die ich in meiner Kindheit nicht ausleben konnte. Er hat Recht, mein Sturkopf lässt mich zu diesem kindischen Handeln hinreißen. Es ist ein wünschenswerter Prozess, der sehr tief in mein Innerstes eindringt. Ich frage ihn, wie ich mich Stefan gegenüber verhalten soll, da ich Schwierigkeiten habe, ihm Glauben zu schenken. Doch darüber möchte Herr Wenz sich nicht äußern. Er ist sich ziemlich sicher, dass ich alleine die richtige Entscheidung finden werde. Mit bebender Stimme und tränenverschleierten Augen sage ich ihm, dass ich das Gefühl habe, mein Herz liegt für alle sichtlich auf dem Boden. Jeder kann mit ihm machen was er will. Doch betone ich nachträglich, mein Herz nicht mehr verschließen zu wollen, obwohl ich durch die daraus entstandene Sensibilität sehr verletzlich geworden bin. Ich spüre eine Wunde, die schmerzt.

Nach dem Mittagessen beschließe ich mich hinzulegen. Es gelingt mir 45 Minuten zu entspannen, bis das Telefon klingelt. Erschrocken nehme ich den Hörer ab, da meldet sich Herr Wenz, der sich nach meinem Befinden erkundigt und mir empfiehlt, meine Ärztin wegen meinem Schlafproblem aufzusuchen. Er findet es wichtig, dass ich durch den Schlafmangel meine Kräfte nicht verliere. Mit dieser fürsorglichen Geste bringt er meine Seele zum erwärmen. Ich bedanke mich herzlich.

In der Gestaltungstherapie schmirgele ich die Ecken und Kanten von meinem Steinherzen rund. Beim Nasspolieren entpuppt sich aus dem grauen, kargen Stein ein jadegrünes Kunstwerk, das ich nächste Woche noch polieren werde. Einer aus unserer Gruppe findet es bemerkenswert, wie lange ich mich mit dem Stein beschäftige, er würde das nicht schaffen. Es ist Karsten, der alle seine Arbeiten sehr exakt fertig stellt.

Der Abend ist wieder mit Kartenspielen ausgefüllt. Es hat sich eine gemischte lustige Runde gefunden. Obwohl ich hundemüde bin und rechtzeitig meine Schlaftropfen nehme, kann ich selbst nach 22.00 Uhr nicht einschlafen. Dieses Mal greife ich zur nächsten Schlafdroge, um endlich zur Ruhe zu kommen.

29.1., Freitag

Um 6.00 Uhr wache ich mit einem guten Gefühl auf und freue mich auf den anstehenden Friseurtermin. Zum ersten Mal sage ich das Tagesmotto in der Visite, das sehr zu mir passt und wie folgt lautet: „Lass dich nicht gehen, gehe!" An den Gesichtern merke ich, dass dieser prägnante kleine Satz sehr gut ankommt. Ansonsten steht heute nur Massage und Tanztherapie auf meinem Plan.

30.1., Samstag

Endlich, ich kann es kaum glauben, wache ich nach sieben Stunden Schlaf mit nur einer Unterbrechung auf. Und das mit nur zwei Schlafhilfen. Strahlend betrete ich den Frühstücksraum. Ich fühle die Sympathie meiner Mitpatienten. Eine gute Atmosphäre breitet sich um mich herum aus. Lissa, die in meinem Alter ist, und ich tauschen uns täglich aus. Wir befinden uns beide momentan in der Rolle eines Teenagers. Für nicht Involvierte ist das nur schwer nachvollziehbar. Es liegt wohl an den verschütteten Gefühlen, die wie aus einem Vulkan sprudeln. Unsere Mauer, die wir jahrelang aufgebaut haben, ist zerbröckelt. Wir nehmen uns öfters als sonst in die Arme, weil es einfach nur gut ist. Die Albernheiten, die wir oft an den Tag legen, stören uns nur wenig.

Mit unseren Freunden gehen wir heute zum Essen außer Haus. Nach einem ausgedehnten Spaziergang steuern wir das Fischhaus, ein Lokal, das mitten im Wald liegt, an. Heute ist Samstag und Waffeltag, der mich inspiriert mit Hilfe von Joachim den früheren Titel meines Buches abzuändern. Jeden Donnerstag und Samstag wird die Spezialität in verschiedenen Ausführungen angeboten.

Müde und satt lassen wir den Nachmittag ausklingen. Am Abend marschieren wir, um dem Klinikalltag zu entschwinden, in noch größerer Runde nochmals ins Fischhaus, in dem heute ein Tanzabend mit Konservenmusik stattfindet. Nur wenige, außer Lissa und mir, bewegen sich ausgelassen auf der relativ großen Tanzfläche. Wir fühlen uns beschwingt und frei. Die Männer bleiben sitzen. Zum ersten Mal, seit über zehn Wochen, trinke ich mein erstes richtiges Bier. Es macht mir nichts aus, hätte es aber nicht gebraucht, denn auch ohne Alkohol erlebe ich eine fröhliche und ungezwungene Geselligkeit. Der Rückweg in glasklarer sternenüberdeckter Nacht ist romantisch und viel zu kurz.

Spätabends telefoniere ich noch eine halbe Stunde lang mit meinem Mann, den ich vermisse. Ich wünschte er läge jetzt neben mir. So bleibt mir nichts anderes übrig als klein Werner in die Arme zu nehmen. Ohne Schlaftropfen schlafe ich, zwar erst nach zwei Stunden, aber immerhin ein.

31.1, Sonntag

Sportlich geht es in den Sonntag. Nach dem Wasch-vormittag gehe ich mit Stefan und Lissa zum Walken in den tiefverschneiten Schnee. Unser Weg führt uns um den See. Ca. 14 km in drei Stunden an der frischen Luft lässt uns alle frühzeitig das Bett aufsuchen.

Ich führe wieder ein langes Telefonat mit meinem Mann, der mir versichert, dass ich aus der Hausge-schichte und allem, was damit zusammenhängt, kom-plett herausgehalten werde. Er hat sich mit meinem Sohn, mit dem er sich die Arbeit teilen möchte, bespro-chen. Für diese Handlungen brauchen beide von mir eine Vollmacht und mein Versprechen, mich nicht ein-zumischen. Die Familie macht sich große Sorgen um mich und möchte nicht, dass ich da weiter mache, wo ich aufgehört habe. Vor Gericht muss ich auch nicht mehr, da mein Anwalt dies alleine regelt. Wie er das macht bzw. wie der Stand bezüglich der Versicherung ist, sagt mir mein Mann nicht. Ich erfahre nur, dass mein Sohn die Pächtersuche mit Hilfe eines Maklers in die Hand genommen hat, da mein Mann, wie ich bereits geschrieben habe, in Verhandlungsangelegenheiten zu weich ist. Tausend Fragen schießen mir durch den Kopf: Wie hoch die Pacht angesetzt ist, was mit dem Brand-verursacher passiert, ob er die Reinigungskosten in Rechnung gestellt bekommen hat usw. All dies ist gere-

gelt und am Laufen. Diese Nachricht lässt einen Fels-
brocken von meinem Herzen fallen. Ich weiß, dass ich
lernen muss los zu lassen, vertrauen zu haben und einfach akzeptieren zu können. Das fällt mir momentan
noch schwer. Ich werde das mit Herrn Wenz besprechen.

1.2., Montag

Heute muss ich unbedingt in der Teamleitervisite mit
Herrn Dr. Gub über mein Schlafproblem reden. Er verordnet mir die doppelte Menge an Schlaftropfen und
die halbe Menge als Bedarf, wenn ich nachts aufwa-
che. Da ich vor dem Mittag keinen weiteren Termin habe, trainiere ich im Fitnessraum. Steffi, meine Freundin,
die vor Weihnachten wegen familiären Gründen den
Klinikaufenthalt vorzeitig beendet hat, ist heute wieder
angereist. Sie ist damals direkt am Tag nach der Anreise
zu Hause zusammengebrochen und wollte nicht mehr
leben. Ihr geht es sehr schlecht. Ich begrüße sie. Weinend umarmen wir uns. Sie schaut mich an und sagt,
dass ich eine ganz andere geworden bin, eine Frau mit
Gefühlen und Emotionen. Meine Maske und die Mauer
um mich herum sind weg. Außerdem würde ich zehn
Jahre jünger aussehen. Auch dass ich abgenommen
habe, sogar hochhackige Stiefel trage, hat sie sofort
bemerkt. Ich freue mich über diese Komplimente. Sie
meint, dass ich ganz große Fortschritte in den sechs
Wochen, in denen sie weg war, gemacht hätte.

Wieder eine kurze Nacht. Ich bin erst weit nach Mitternacht eingeschlafen. Selbst die doppelte Menge an Tropfen hat nicht geholfen. Ich merke bereits beim Frühstücken, dass meine Stimmung nach unten geht. Ich habe das Gefühl in einem tiefen, dunklen Tal zu stehen. Als ich den Raum der täglichen Gruppenvisite betrete, setze ich mich zu Petra, einer jungen Frau, mit der ich normalerweise nicht viel zu tun habe und lasse mir von ihr den Arm um meine Schultern legen. Ich kuschle mich mit meinem Kopf an ihre Seite. Ein Gefühl der Geborgenheit taucht in mir auf. Nie im Leben hätte ich das früher getan. Als Sandra überraschenderweise eine tiefrührende Geschichte vorliest, kullern mir schon wieder die Tränen über die Wangen.

In der Bewegungstherapie machen wir Übungen aus dem Tai Chi, bis mir urplötzlich, aus heiterem Himmel, Tränen in die Augen schießen. Stefan sieht das und fragt mich leise, ob ich kurz mit ihm vor die Tür möchte. Ich nicke nur. Er nimmt mich in die Arme und ich heule mir kurz die Seele aus dem Leib. Die Therapeutin, die derartige Gefühlsausbrüche von mir noch nicht erlebt hat, schaut nach mir. Ich gebe ihr zu verstehen, dass gleich alles wieder o.k. ist. Nachdem ich genug getröstet bin, gehen wir wieder zurück in die Gruppe. Gut, dass nach den ruhigen Bewegungen kraftvolle Übungen mit Schreien folgen, genau das Richtige für mich. Ich kann den ganzen Müll mit aller Kraft lauthals ablassen. Es geht mir wieder gut.

Beim Mittagessen sitze ich wieder verheult am Tisch. Ich gehe frühzeitig auf mein Zimmer und lege mich total erschöpft eine Stunde hin. Ich weine lautlos. Ich habe das Gefühl mein Herz blutet. Eine innere Zerrissenheit lässt mich nicht zur Ruhe kommen. Dieser Zustand ändert sich oft schlagartig in eine andere Richtung, so, dass ich alle Menschen, die mir etwas bedeuten, vor Freude und Glück umarmen könnte. Wenn ich alleine bin, fühle ich mich traurig und leer. Wenn ich lange mit Menschen zusammen bin, sehne ich mich nach dem Alleinsein. Wenn ich spät aufstehe, meine ich etwas zu versäumen, was gar nicht da ist. Wenn ich schreibe denke ich, wer sitzt jetzt wohl in der Cafeteria? Gehe ich dann dort hin, bin ich enttäuscht, dass niemand da sitzt. Wenn ich zum Essen gehe, verspüre ich keinen Hunger. Ich verstehe mich nicht mehr. Ich habe keine Kontrolle mehr über mich, es läuft mir alles aus dem Ruder.

In der Kunsttherapie poliere ich mein Herz und verleihe ihm durch Ankleben eines kleinen Steinchens auf der Unterseite mehr Standfestigkeit. Zufrieden mit meinem Werk mache ich mich an das nächste Objekt. Wieder ein Speckstein, dieses Mal ein weißer, weicher, säulenförmiger mit einer glatten Seite, der mich anspricht. Er fühlt sich gut an. Ich nenne ihn „Mein Weg nach oben." Die glatte Seite soll mein Rückrat darstellen. Der Stein steht wie eine Säule fest auf dem Untergrund. Ich möchte hauptsächlich runde, aber auch ein paar eckige

Elemente einbauen.

Steffi möchte heute Abend ihren Geburtstag in der Scheune feiern, sie vertagt dies aber angesichts meines erschöpften und traurigen Zustandes. So liege ich um 19.30 Uhr im Bett und schaue fern. Zwei Stunden später bin ich so müde, dass ich guter Hoffnung bin einzuschlafen. Doch bereits nach ein paar Minuten merke ich, dass sich das Gedankenkarussell wieder dreht und mir die Ruhe raubt. Um 23.00 Uhr bin ich so genervt, dass ich, obwohl ich das Einschlafzeug nicht mehr nehmen möchte, mein Vorhaben aufgebe. Ich möchte endlich schlafen. Trotzdem liege ich noch bis 1.00 Uhr wach, stehe bereits um 6.30 Uhr, da mich starke Schmerzen in meiner Hüfte plagen, auf.

3.2., Mittwoch

Herr Wenz, der eigentlich krank ist, nimmt seinen Termin mit mir trotzdem war. Es ist ihm wichtig mit mir über meinen aktuellen Zustand und die bevorstehende Abreise zu sprechen. Ich schätze das sehr und sage es ihm auch. Ich versuche ihm zu erklären, wie es mir momentan geht und wie sehr mich mein Gefühlswirrwarr irritiert, schaffe es aber nicht mit Worten. Mein Verstand sagt, fahr nächste Woche nach Hause, mein Herz sagt bleib hier. Herr Wenz nimmt mir die Entscheidung ab und meint, ich solle auf mein Herz hören. Er gibt mir zu verstehen, dass er mich in diesem Zustand ungern gehen lassen würde, hält es sogar für notwendig noch eine Woche zu verlängern. Mir wird bewusst, dass ich noch nicht bereit bin, die Klinik zu verlassen. Es fehlt noch die letzte Rundung für mein neues Leben. Nach unserem Gespräch verspüre ich das Bedürfnis ihm aus der Cafeteria einen Kräutertee mit Honig und Halslutschbonbons zu bringen.

In der Basisgruppe habe ich mir vorgenommen etwas Preis zu geben, das mir schwer fallen wird. Aber es ist mir wichtig. Aufgeregt warte ich bis ich in der Blitzrunde mit der Beschreibung meines Befindens dran bin. Ich sage etwas leiser als sonst, dass ich Herzklopfen habe. Dann erzähle ich von der Nähe und den Berührungen von Menschen, die ich seit einiger Zeit zulasse. Ich kann diese genießen und sogar zurückgeben. Die Umarmungen, vor denen ich mich immer gescheut habe, kommen plötzlich von ganzem Herzen. Für mich ein ganz neues Gefühl, das ich nie gekannt habe. Ich nenne auch den Grund dafür, dass ich als Kind mehrmals sexuell belästigt worden bin. Diese unangenehmen Erlebnisse haben zu dieser Distanz zu Menschen geführt. Hier habe ich gelernt über diese Vorkommnisse fertig zu werden. Es herrscht für kurze Zeit Ruhe im Raum. Herr Wenz bedankt sich für meine Offenheit und ist sichtlich erstaunt, dass ich mich das zu sagen getraut habe. Ich glaube, damit hat er nicht gerechnet. Ich bin über mich hinausgewachsen und spüre dies auch an meinen Mitmenschen. Sandra kommt später zu mir, drückt mich fest an sich und sagt mir, wie toll es war, was ich heute gesagt hätte.

Sonnenstrahlen durchfluten die Klinik. Ich stehe zehn

Minuten vor dem Eingang und richte meinen Blick auf die Sonne. Ich schließe die Augen und genieße die warmen Streicheleinheiten auf meinem Gesicht. Vollen Mutes gehe ich alleine durch den Wald und lasse meinen Gedanken, ohne zu weinen, freien Lauf. Ich habe noch nie erlebt, wie gut sich das anfühlt nur mit sich zu sein.

14. Kapitel

12. Woche in der Klinik

4.2., Donnerstag

Endlich gut geschlafen! Das zusätzliche Antidepressivum für die Nacht ist hilfreich, die Gedanken besser geordnet. Ich wache zwar mit Kopfschmerzen auf, mache mir darüber aber keine Gedanken. In der Bewegungstherapie greifen wir auf eine Übung, die wir vor vielen Wochen durchgeführt haben, den Bambus, zurück. Dieses Mal habe ich mich in meiner Rolle als angespannten, steif stehenden Bambus, der vom Wind angestoßen wird und nicht umfallen will, nicht mehr wohl gefühlt. Bei der laut Therapeutin richtigen Variante lasse ich mich gehen, nehme die Richtung wahr und lasse meinen Körper auspendeln. Die Biegsamkeit des darzustellenden Baumes, die Impulse anzunehmen und immer wieder in die Mitte zurückzukehren, lassen mich zu neuer Stärke wachsen. Ich schließe sogar die Augen, um die Intensität noch zu verstärken. Mein Bewusstsein ist so gegenwärtig, dass ich meine Mitte deutlich spüre. Die Therapeutin findet es großartig, dass ich diese Erkenntnis gewonnen habe.

Auf dem Flur treffe ich Constanze, die ich nur wenig kenne und gratuliere ihr zum Geburtstag. Ich höre mich sagen: „Komm, lass Dich drücken." Und ich, ich kann es kaum fassen, umarme diese Frau mit einem angenehmen Gefühl in der Magengegend. Ich bin so stolz auf mich.

Unser Walkingexperte Herr Fisch ist wieder da. Bei Nieselregen und tauendem Schnee gehen wir eine Stunde durch Wald und Flur. Doch das ist Stefan und mir noch nicht genug. Wir und noch ein paar andere laufen anschließend eine weitere halbe Stunde. Frisch geduscht mit knallrotem dampfenden Gesicht und halbtrockenen Haaren komme ich gerade noch rechtzeitig am Mittagstisch an. Meine Motivation nimmt immer größerer Dimensionen an. Mein Körper ist gut durchtrainiert. Ich fühle mich wohl in meiner Haut. Selbst meine Physiotherapeutin merkt das. Sie stellt fest, dass ich nicht mehr angespannt bin und meine Muskulatur gut arbeitet. Stimmt, meine Rückenschmerzen sind verschwunden. Körper, Geist und Seele sind im Einklang. Noch nie ist mir das so deutlich geworden wie heute. Ich habe hier sehr viel erreicht und bin dankbar, dass ich die Chance bekommen habe.

Ähnliches passiert mir während der Muskelentspannung. Ich bin so vertieft, dass ich die Stimme von Herrn Jöb nur von ganz weit her höre. Raum und Zeit sind verschwunden. Die letzten paar Minuten am Ende der Übung sind in aller Stille ohne Hintergrundgeräusche. In meiner Anfangszeit fand ich diese Minuten ewig lange und lästig. Jetzt kann ich gar nicht genug davon bekommen da zu sitzen und die Stimmung zu genießen. Im Zustand der völligen Entspannung gehe ich direkt in die Gestaltungstherapie. Ich arbeite an meinem weißen Stein weiter. Runde die Vorderseite ab und kann nicht oft genug fühlen, wie schön es ist, meine Hand über das weiche Material gleiten zu lassen. Die obere Seite ist rau und eckig. Es macht mich nicht nervös stundenlang an einem Stein herum zu schleifen.

Mit freudigen Gedanken gehe ich nach dem allabendlichen Kartenspiel in mein Bett.

5.2., Freitag

Ausgeschlafen stehe ich heute eine Stunde später auf als gewöhnlich. Mir geht es richtig gut. Ich bin zur Hochform aufgelaufen und könnte Bäume ausreißen. Ein paar meiner Mitmenschen machen mir für mein Aussehen Komplimente, die mich zerfließen lassen. Meine Selbstsicherheit ist auf dem Höhepunkt angelangt. In der IG Bewegungstherapie bei Herrn Jöb machen wir Partnerübungen, bei denen man sich sehr nahe kommt. Vor zwei Wochen hätte ich das nicht so intensiv mitgemacht wie heute. Nähe zuzulassen ist ein wunderbares Gefühl, das ich nie konnte und nun jeden Tag wie ein kleines Wunder empfinde. Selbst in der Tanztherapie sind mir Menschen wichtig geworden. Ich kann ungeniert auf sie zugehen und Dinge machen, die früher für mich undenkbar gewesen wären. Es ist so befreiend, obwohl ich noch nicht bei allen Anweisungen der Therapeutin aus mir heraus kann. Einige Bewegungen kommen mir einfach kindisch vor. Kerstin aus unserer Gruppe fängt an zu weinen. Ich gehe zur ihr, tröste sie, streichle sogar ihren Arm und schenke ihr mein Herz, das ich aus einem roten Pfeifenreiniger geformt habe. Nicht zu glauben, was sich da im innersten meiner Seele aufdeckt. Um das alles zu verarbeiten und meine Gefühlswelt zu sortieren, brauche ich unbedingt Zeit, die ich mir auch geben möchte.

Wochenende

Die Tage verfliegen wie im nu, die Stunden rasen, ständig neue Eindrücke, Veränderungen, die sich auch auf meine Freunde aus der WG (ich nenne es Wohngemeinschaft, weil wir in einem Haus schlafen, essen und arbeiten) positiv auswirken. Ich bin so weit gekommen, wie ich nie gedacht hätte. Zu viert fahren wir am Samstag an den Edersee, besichtigen das Schloss, gehen wunderbar Essen, spazieren im Nebel und trinken gemütlich in aller Entspanntheit Kaffee. Trotz Nieselwetter und wenig Sicht ist es ein schöner Tag.

Am Sonntag werde ich zu einem Gospelgottesdienst eingeladen. Ich empfinde beim Gesang des Chores eine unheimliche Freude und viel Wärme in meinem Herzen. Aus Überzeugung kann ich sagen, dass es das Highlight meiner vielen Wochenenden hier ist. Am Nachmittag laufen wir von der Klinik aus in den Wald zu einem Jägerhochsitz, den wir auch besteigen. Noch nie habe ich ein solches eigentlich simples Erlebnis gehabt, hoch oben aus dem Wald zu schauen. Es ist, wie Linda aus Bayern sagen würde: „Eine seelische Brotzeit." Der noch liegende alte Schnee ist mit gelben Exkrementen durchbrochen und sieht nicht wirklich appetitlich aus. Doch der Genuss der guten Luft und das Schwitzen durch einige kleine Berganstiege bringt mein Blut in Wallung. Mit der Vorfreude auf Montag gehe ich früh zu Bett.

8.2., Montag

Nach nur 5 Stunden Schlaf stehe ich sehr früh auf, um vor meinem Krankengymnastiktermin um 8.00 Uhr mein Frühstück in Ruhe genießen zu können. Meine Laune ist gut. Man sieht es mir nicht an, dass ich müde sein könnte. Ich fühle mich so wohl in meiner Gemeinschaft, dass ich mit ein bisschen Angst an Zuhause denke. Ein bis zwei Stunden am Frühstückstisch zu sitzen, mich mit lieben Menschen zu unterhalten, Quatsch zu machen, werde ich in nächster Zeit nicht mehr erleben. Schade!

In der Basisgruppe erzählt mir eine nur wenig bekannte Mitpatientin von ihrer Mutter, die an einem Gehirntumor sterben wird und sie deshalb den Aufenthalt hier abbricht. Wir sind alle sehr ergriffen und geben ihr mit Worten Trost. Stefan fängt an zu weinen, da er sich von seiner Mutter, die mit 44 Jahren starb, nicht mehr verabschieden konnte. Joachim und ich nehmen ihn nach der Therapie zur Seite. Er möchte nicht reden und auch nicht zum Kaffeetrinken mitgehen. Wir möchten ihn auf keinen Fall in diesem Zustand alleine lassen, so spielen wir mit ihm Rummy, das er sich aufgrund unserer Hartnäckigkeit wünscht. Lissa, die nicht auf unserer Station ist, geht es auch nicht besonders gut. So motiviere ich sie mit mir an die Luft zu gehen. Meine Albernheit bringt sie wieder zum Lachen. Es ist schön Anteilnahme zu bekommen und diese auch weitergeben zu können. Wir vier, Lissa, Joachim, Stefan und ich, die unterschiedlicher nicht sein können, sind richtig gute Freunde ohne irgendwelche Absichten geworden.

9.2., Dienstag

Die nächste Verrücktheit begehe ich nach der Visite. Ich werde gefragt, ob ich mit den anderen barfuß über den Schnee laufen möchte. Erst zögere ich, bis das Kind in mir erwacht und ich mutig zusage. Ich werfe mich in Jacke, Schal und Mütze und gehe mit den Wagemutigen bei Minustemperaturen in Badeschuhen nach draußen in die Kälte. Es haben sich viele Raucher versammelt, die unserem Treiben staunend zusehen. Tatsächlich ziehe ich die Schlappen aus und laufe auf dem sehr harten, knirschenden Schnee, in den ich immer wieder einbreche. Mit höllischen Schmerzen, die fast zur Gefühllosigkeit führen, suche ich nach kurzer Zeit wieder die warmen Räumlichkeiten auf. Ich bin sehr stolz auf mich.

Mit Herrn Wenz, der immer noch krankheitsbedingt angeschlagen ist, bespreche ich die bevorstehende Abreise. Ich sage ihm, dass ich jetzt bereit und auch soweit bin in mein Leben außerhalb der Klinikglocke zurückzukehren. Es geht mir sehr gut, ich fühle mich stark mit dem Gefühl, die letzte Rundung zu meinem Weg zurück ins Leben abgeschlossen zu haben. Er ist erfreut über meinen Erfolg.

In der Kunsttherapie kommt mir die Idee die Berggipfel an meinem weißen Speckstein abzusägen. Mit Feile und Schmirgelschwamm fertige ich eine nach innen gehende Kuhle. Der ganze Stein fühlt sich komplett geschmeidig und zart an. Beim Besprechen der Kunstwerke sage ich das, was ich jetzt fühle: „Ich habe meinen Berg abgetragen. Ich möchte nicht mehr so hoch hinaus und habe mir deshalb eine Ruhestätte auf der Spitze eingebaut. Wenn ich Lust habe höher zu gehen, kann ich die zwei kleinen Erhebungen in meiner Kuhle hoch gehen." Es ist erstaunlich, was meine beiden Steine mit mir oder ich mit diesen Steinen angestellt habe. Mein ganzes Leben spiegelt sich darin wieder.

Am Abend sind Lissa und ich zur Abschiedsfeier von Karsten, Sandra und Guido in der Scheune eingeladen. Wir haben ein Gedicht vorbereitet und vor versammelter Mannschaft vorgelesen. Als erstes für Karsten:

„Nett und freundlich in der Ecke ganz hinten
konnten wir Dich im Speisesaal finden.

Zwischen Deiner Anstaltsfamilie
aßest Du Möhren und Petersilie.

Du liebtest hier sehr viele Dinge,
vor allem aber die Schraubzwinge.

Dein Stein stets akkurat poliert,
beim Activity ganz ungeniert.

Lass Dir die Sterne von Freunden schenken
und nicht beim Greifen den Hals verrenken.

Wir wünschen Dir Gesundheit, Glück,
komm ja nicht noch ein Mal zurück."

Dann kommt Sandra an die Reihe, deren Gedicht ich formuliert habe:

„Sandra, wie sie leibt und lebt
und nie nach früh aufstehen strebt,

verlässt die Klinik mit Bravour
was macht die kleine Sandra nur,

wenn sie uns nicht mehr bei sich hat,
kommt von der Arbeit müd und matt,

wie sehr wird sie uns dann vermissen,
das Leben ist doch sehr beschissen.
Doch Du allein hast es geschafft,
Du hast die Stärke, hast die Kraft,

dem Alltag und der Liebe wegen,
sollst alles intensiv ausleben.

Sollst nicht hetzen, sollst nicht hasten,
sollst auch ruhen, lesen, rasten.

Denn vergessen darfst Du nie,
die gute Klinik Therapie,

vor allem die Dir viel bedeuten,
schlichtweg von allen Therapeuten.

Denk an Jöb, denk an dösen,
wie er mit weicher Stimme sagt: „lösen".

Deine Umarmungen hab ich sehr genossen,
ich gebs zu, bin ein bisschen in Dich verschossen.

Für Dich solls rote Rosen regnen,
immer wenn Dir nette Menschen begegnen.

Das wünsche ich Dir auf Deinem Weg,
ob grade, nach oben, nach rechts oder schräg."

Die drei haben sich unheimlich darüber gefreut und für mich
war es wieder ein Gefühl „da" zu sein.

10.2., Mittwoch

In der Visite wird Karsten verabschiedet. Als ich an der Reihe bin, nimmt er mich in den Arm und sagt, dass er mich am liebsten mitnehmen würde. Ich bin gerührt. Die Karte von ihm, die in meinem Postfach liegt, möchte ich unzensiert wiedergeben:

„Liebe Karina,
alles Gute für die Zukunft, Gesundheit, Spaß und Lebensfreu-
de wünscht Dir Dein Freund
Karsten"

Es bleibt kaum Zeit, denn die nächste Therapie IG Bewegung steht auf dem Plan. Ich sauge Herrn Jöbs philosophische Worte förmlich auf. Am Abend sei es wichtig, sich fünf Minuten Zeit zu geben, die Augen zu schließen und den Tag Revue passieren zu lassen. Wenn Gefühle kommen, diese wahrnehmen aber nicht in sie hineinsteigern, sondern den Ablauf fließen lassen. Das hat den Vorteil, dass die Verarbeitung nachts nicht mehr stattfindet. Ich werde es heute Abend ausprobieren. Er gibt uns den guten Rat, wenn man beispielsweise gehetzt über den Flur läuft, anzuhalten, tief zu atmen und langsam weiter zu gehen. Das erste Mal in einer Therapie halte ich selbstständig bei einer Bewegung inne, lege meine Hände auf den Bauch, schließe die Augen und höre in meinen Körper. So stehe ich eine lange Zeit ohne mich darum zu kümmern, ob mir einer zuschaut. Ich bin einfach ich selbst.

Lissa, die mich danach sieht, meint, dass ich eine unheimliche Ausstrahlung hätte. Motiviert schnappe ich mir mein Handtuch, laufe auf dem Weg zum Fitnessraum Constanze, eine Mitpatientin, die ich kaum kennen gelernt habe, entgegen. Ich sehe, dass es ihr nicht gut geht. Irgendwie scheint meine Ausstrahlung zu wirken, denn sie bleibt stehen. Sie ist angespannt und redet Undefinierbares. Ich nehme sie am Arm und sage, dass sie kurz mit mir in die Sitzecke kommen soll. Auf ein Mal fängt sie wütend an über die Klinik zu schimpfen und fängt an zu heulen. In dem Moment kommt Lissa dazu und setzt sich neben uns. Constanze ist so verzweifelt, dass sie Selbstmordabsichten ankündigt. Meine Alarmglocken läuten und ich gehe trotz Constanzes Protest zum Medizinischen Dienst, um Hilfe zu holen, während Lissa auf sie aufpasst. Ich schildere die Situation, wonach sich die diensthabende Schwester bedankt. Sie bemüht sich um einen Psychologen, der nach zehn

Minuten erscheint. Ich nehme Lissa, die bleich geworden ist, beiseite und sage ihr, dass es jetzt nicht mehr
unser Problem ist. Constanze erhält jetzt professionelle
Hilfe, die wir ihr nicht geben können. Wir atmen kurz
durch und vertiefen uns in unsere gymnastischen
Übungen.

Am Abend klebt eine Karte an meiner Tür. Sie ist von
Constanze:

„Liebe Karina,
vielen (dann ist ein Herz gemalt) Dank für Deinen Trost und
Zuwendung gestern! Du Engelchen!
Bengelchen Constanze"

Nach dem Mittagessen wird Sandra in der Basisgruppe
verabschiedet. Sie möchte es persönlich. Jeder sagt ein
paar nette Worte über sie und wünscht ihr alles Gute.
Sigrid, eine Ärztin, die aufgrund familiärer Gründe abrei-
sen muss, wünscht sich zum Abschied ein Plakat, auf
dem jeder schreiben kann was er möchte. Die Zeit
vergeht recht schnell, denn der nächste Termin, die
Tanztherapie, steht bevor. Die Tanzbewegungen zu ori-
entalischer Schlangenbeschwörermusik bereiten mir so
viel Freude, dass ich keinerlei Unbehagen mehr empfinde, wenn ich mich mit ganzem Körpereinsatz bewege. Da wir diesen Tanz mit einem Partner durchführen,
erfahre ich von meinem Gegenüber, dass er viel Energie gespürt hat. Diese sei so intensiv, dass er das Gefühl
hatte, von mir ohne Berührungen gestreichelt zu werden. Ich bin baff. Diese Empfindung hatte ich nicht.

Die nächste Aktion findet nach dem Abendessen statt. Klaus, Linda und ich sind von Lissa gefragt worden, ob wir bei einem Ritual mitmachen möchten. Von zwei Menschen, die ihr viel bedeuten, möchte sie sich endgültig verabschieden. Natürlich sind wir alle einverstanden. In der Dunkelheit, bei eisiger Kälte und teilweise glatten Wegen, gehen wir durch einen finsteren Wald, bis wir an eine Lichtung kommen und dort anhalten. Lissa, die einen Rucksack dabei hat, greift zu einer Kerze, die in einem Blumentopf steht, und zündet diese an. Dann nimmt sie ein selbstgemaltes Bild mit einer Sonnenblume und etwas Geschriebenem auf der Rückseite. Sie fängt mit weinerlicher Stimme an zu reden und verabschiedet sich auf diese Weise von ihrer Mutter, die vor einem Jahr starb. Dann holt sie ein Feuerzeug aus der Tasche und zündet das Gemälde an. Dazu spielt Klaus auf seinem Saxophon dezente Klänge. Sehr ergriffen kullern mir Tränen über das Gesicht. Den beiden anderen geht es genauso. Lissa nimmt das zweite Bild, auf dem ein Herz mit vielen schwarzen Punkten zu sehen ist, ebenfalls rückseitig beschrieben und redet mit ihrem Bruder, der den Kontakt vor 25 Jahren abbrach. Sie weiß bis heute nicht, wo er sich befindet. Wieder entflammt das Feuer mit Untermalung des Saxophons bis auch dieses Bild verbrannt ist. Nach der Rede spielt Lissa an der Querflöte mit Klaus zusammen schamanische Klänge. Eine mystische Stimmung breitet sich aus. Der Wald strahlt durch den festsitzenden Schnee eine einzigartige Atmosphäre aus. Den Rückweg treten wir mit Kerzenlicht an. Um nicht in diesem ergreifenden Zustand zurück in die Klinik gehen zu müssen, setzen wir uns noch auf ein Bierchen in der Scheune zusammen. Zufrieden lege ich mich ins Bett und lasse den Tag nochmals Revue passieren. Das Einschlafen folgt ganz von alleine.

15. Kapitel

13. und letzte Woche in der Klinik

11.2., Donnerstag

Der Tag beginnt bis zur 9.00 Uhr Visite fröhlich. Leider finden gleich drei Verabschiedungen aus meiner Station mit Reden der entsprechenden Psychotherapeuten statt. Als erstes umarme ich Petra, die mir sagt, dass sie sich wünschen würde, soweit zu sein wie ich es bin. Dann wünsche ich Sigrid viel Glück. Bei Sandra verweile ich etwas länger, da sie mir sehr ans Herz gewachsen ist.

Die Zeit rast, denn die Bewegungstherapie steht an. Trotzdem kann ich meine Tränen nicht zurückhalten und nehme mit rot verweinten Augen daran teil. Die anderen sind lieb und rücksichtsvoll zu mir. Als wir mit Herrn Fisch die geräumten Wege, da es im Wald zu glatt ist, entlang walken, kann ich mich wieder beruhigen. Trotz Schwitzens friere ich, mein Herz hingegen glüht vor Hitze. Nach dem Mittag lege ich mich, da ich Kopfschmerzen habe, kurz hin. Müde nehme ich das Kurzgespräch mit Herrn Wenz war. Wir reden über Gefühle und die Tatsache, dass ich sehr viel menschliche Wärme meiner Mitpatienten und Freunde zu spüren bekomme. Nächste Woche findet mein Abschlussgespräch statt. Er rät mir jetzt schon zu Hause erst einmal „anzukommen", bevor ich mich in den Alltag stürze. Das habe ich mir auch so vorgenommen. Es wird wohl ähnlich wie bei meiner Ankunft in der Klinik vor fast drei Monaten sein. Ich bin müde und erschöpft.

Die Müdigkeit macht sich deutlich bei der Muskelrelaxation bemerkbar, da ich immer wieder kurzzeitig weg nicke. Ohne Pause gehe ich zu meiner letzten Therapie für heute, Kunst. Mein „Weg nach oben" ist fertig poliert, ebenso mein vor Wochen angefangenes Bild, das ich nochmals mit Farbtuben besprühe. Auf einmal überkommt mich die Lust mit den Händen über die Farbkombinationen zu matschen. Ich spüre die weiche cremige Masse in meinen Fingern. Immer stärker wird der Druck auf das Bild, als ob ich es massieren würde. Das ganze Bild erhält durch die durchmischten vielseitigen Farben einen erdfarbenen Ton. Mit der Spachtel lege ich den Untergrund teilweise wieder frei. Zum Vorschein kommt eine abstrakte Formgebung. Wieder drücke ich Farben aus der Tube über dem Bild in allen Richtungen kreisförmig aus. Es entsteht, wie Stefan kommentiert, ein Schokoladenkuchen mit verschiedenen Zuckergüssen drauf, den er jetzt gerne essen würde. Mein drittes Objekt geht relativ schnell. Ich säge mit Hilfe von Ralf ein Stück aus einem großen grauen Speckstein, feile in die Mitte eine Rille, in der ich meine Grußkarten aufbewahren möchte. Beim Schleifen erhält der Stein eine schöne glatte, gemaserter Fläche mit dem Glanz der Politur.

Meine Euphorie ist der Müdigkeit, die mich den Tag über begleitet, derart unterlegen, dass ich um 21.00 Uhr das Licht ausknipse und gleich darauf in meinen Träumen verschwinde.

12.2., Freitag

Nach neun Stunden intensiven Schlafens wache ich gut gelaunt auf. In der Vorstellungsrunde, die immer freitags während der Visite stattfindet, kam der Vorschlag, als Zusatz zum Namen ein gewünschtes Reiseziel zu nennen. Als ich sage: „Ich bin jetzt fast ein viertel Jahr hier und meine nächste Reise geht nach Hause", bringe ich die Runde zum Lachen.

Leider fällt die Tanztherapie wegen Krankheit aus. Weitere Termine sind nicht vorgesehen. Ich gehe mit Lissa in die Stadt, um ein paar Abschiedsgeschenke für unsere Freunde zu besorgen. Am Abend gehen wir zusammen für eine Stunde in die Scheune, um einen Tisch für unsere Verabschiedung am Dienstag zu bestellen.

Wochenende

Ein ereignisvolles Wochenende steht bevor. Samstagvormittag erledige ich meine Schreibarbeiten für diverse Karten und Gedichte. Joachim, Stefan und ich speisen als sogenanntes Abschiedsessen beim Griechen. Lissa hat leider abgesagt, da sie es vorgezogen hat, mit den anderen zum Langlaufen zu gehen. Nach einem ausgedehnten Spaziergang ist kurzes Ausruhen angesagt, um am Abend für eine Kneipe, die etwas weiter von der Klinik entfernt ist, fit zu sein. Das hat den Vorteil, keine Leute aus der Anstalt zu treffen. Joachim fährt uns mit seinem Auto. Wir haben viel Spaß miteinander und tauschen unsere Adressen aus.

Am Sonntag, gleich nach dem Frühstück, walken wir mit sieben Personen drei Stunden durch Wald und Flur. Stefan trägt einen Rucksack mit zwei Kannen heißem Tee und Schokogebäck. Als die Sonne kurz hinter den Wolken vorschaut, genehmigen wir uns eine kleine Rast. Ein strahlend blauer Himmel, der für Freiheit und Wohlfühlen sorgt, liegt über uns.

Am Nachmittag lege ich mich hin und denke über dies und jenes nach. Als ich merke, dass ich traurig werde, stehe ich auf und gehe Kaffee trinken. Ich sitze bei bekannten Gesichtern, merke aber nach kurzer Zeit, dass ich diese Gesellschaft im Moment nur schwer ertragen kann. Ich begebe ich mich in die Sitzecke, um in Ruhe zu schreiben. Burghard, der mit mir und Lissa unseren Abschied organisiert, kommt vorbei und setzt sich zu mir. Wir führen ein sehr tiefgründiges Gespräch. Ich fühle, dass er die Traurigkeit in meinen Augen sieht. Auch er hat mit seinen Gefühlen zu kämpfen. Er, der auf meiner Station aber nicht in meiner Basisgruppe ist, sagt mir, dass er es schade findet, mich nicht früher kennen gelernt zu haben.

In Kürze beginnt das Klinikkonzert im oberen Geschoss mit Lissa an der Querflöte, Klaus am Saxophon, zwei an der Gitarre und weitere zwei die singen. Die Harmonie und die Atmosphäre lassen meine Augen feucht werden. Bei den meisten Liedern singen alle mittels ausliegenden Texts mit. Als „I am sailing" von Rod Steward erklingt, stimme ich mit ganzer Innbrunst ein. Am Ende, der Höhepunkt des Abends, singt eine neue Patientin, im richtigen Leben Profisängerin, mit Musik vom CD-Player. Im ganzen Saal ist es totenstill, als die ersten Töne erklingen. Ein Gänsehautfeeling breitet sich aus. Meine Gefühle gehen rauf und runter. Beim letzten Lied verlasse ich den Raum und setze mich an die Tür, um meine aufkommenden Tränen freien Lauf lassen zu können. Ich kenne den Titel „Race me up" und weiß, wie ich darauf reagieren werde, da dies das Hochzeitslied meiner Kinder ist. Aufgewühlt gehe ich auf mein Zimmer, reiße das Fenster auf und schaue weinend in die dunkle Nacht. Die kalte Luft mit vereinzelten Schneeflocken kühlen meinen Kopf. Es klopft, Lissa kommt herein. Ohne Worte nimmt sie mich in die Arme – ich weine – sie weint. Sie bittet mich noch kurz mit in die Scheune zu kommen. Es ist bereits 21.30 Uhr, aber ich stimme zu, da ich mir ziemlich sicher bin, jetzt nicht einschlafen zu können. Eine Stunde später müssen wir sowieso wieder in der Klinik sein. Ich bleibe noch lange wach und denke über vieles nach. Es gelingt mir nicht Jöbs Ratschläge, die zu einem besseren Einschlafen führen, zu folgen. Meine Einschlafhilfen in Tablettenform verfehlen auch ihre Wirkung.

15.2., Rosenmontag

Mit leerem Kopf wache ich gegen 6.00 Uhr auf. Frühes Frühstücken ist heute nicht drin, da mich Joachim bat

222

nicht vor 7.50 Uhr zu erscheinen. Ich bin sehr aufgeregt, was mich und Lissa, die auch davon betroffen ist, erwartet. Um die Zeit zu überbrücken, fange ich an meine 14 Paar Schuhe zu putzen und in meinen Wäschekorb zu legen. Ich hole mir schon einmal einen Transportwagen und gehe bei der MZ vorbei, um meine Tabletten zu nehmen. Endlich kann ich, pünktlich wie ich bin, den Speisesaal betreten. Ich traue meinen Augen kaum, als ich den gedeckten Tisch mit Brötchen, Wurst, Käse, Marmelade Quark und vor allem frisch gemachten Obstsalat für alle sehe. Auf Lissas und meinem Platz steht in Folie eine eingepackte Kaffeetasse mit Untersetzer, eine Tafel Merci und eine Tafel Lindt feinherb Schokolade. Mir fehlen die Worte. Ich setze mich und trinke erst einmal eine Tasse Kaffee. Dann fängt Joachim an eine kleine Rede zu halten. Er sagt, dass sie, Stefan und er keine Karte finden konnten, auf die alles das passt, was sie uns wünschen würden. Er bedankt sich für unsere Freundschaft und die schöne Zeit. Verlegen senke ich mit feuchten Augen den Kopf. Beide stehen auf, umarmen und küssen uns auf die Wange. Mein Stillschweigen hält einige Minuten an, bis ich mich wieder gesammelt habe. Gerührt sehen uns Lissa und ich immer wieder an. So etwas haben wir beide noch nie erlebt.

Ralf, der uns morgen verlassen wird und dem ich eine aufbauende Karte geschrieben habe, kommt an unseren Tisch. Ich habe ihn mit seiner Langhaarperücke und Augenklappe erst gar nicht erkannt. Wir lachen und er bedankt sich für meine lieben Worte, die ich gerne wiedergeben möchte:

Lieber Ralf,
die anstrengende aber auch schöne Zeit geht zu Ende. Es ist
schön Dich als Mensch mit all Deinen Gefühlen kennen ge-
lernt zu haben. Ich wünsche Dir, dass Du achtsam und unbe-
irrt die verschlungenen Wege Deines Labyrinths gehst und
dabei zu Deiner Mitte findest. Liebe Grüße auch an Deine
Frau. Karina

Plötzlich erscheint Steffi verkleidet und mit Gefolge. Sie
trägt Lockenwickler, eine aufgeschnittene Kunststoffta-
sche um den Körper mit lustigen Sachen wie Spülbürste,
Lappen, usw. drauf. Das habe ich von ihr nicht erwartet,
finde es aber klasse. Ich hätte mich das nicht getraut.

Einer meiner drei Termine für heute ist das Abschussge-
spräch der Bewegungstherapie. Alle Abreisenden bekommen ein Blatt mit einem Menschen, in meinem Fall
eine Frau, die von vorne und von hinten abgebildet ist.
Dasselbe Bild wie schon vor über 12 Wochen. Wir sollen
nun anhand von Farbstiften die Stellen mit rot markieren,
die nicht in Ordnung sind, und grün, die gut sind. Anschließend erhalten wir zum Vergleich das alte Bild, das
zu Beginn überwiegend mit dem Rotstift bemalt wurde
und jetzt dem Grün unterlegt ist. Wir bekommen Hin-
weise mit auf unseren Weg, die ich bereits auf meiner
Liste meiner Veränderungswünsche aufgeführt habe. Ich
möchte einen Tai-Chi-Kurs besuchen und mehr für meine innere Ruhe anhand der Entspannungs-CD von Jenny tun.

In der Basisgruppe ist das heutige Thema die Verabschiedung von Ralf und mir. In der Blitzrunde sage ich, dass ich mich wie eine Rolltreppe fühle: ich rolle auf der einen Seite hoch und auf der anderen runter. Jeder, der sich zum Abschied ein Plakat (Größe 68x99) wünscht, so auch ich, muss so lange vor der Tür warten, bis die Gruppe mit der Beschriftung fertig ist. Ganze 30 Minuten sitze ich bereits auf dem Flur. Immer wieder höre ich lautes Lachen. Meine Aufregung und mein Adrenalinspiegel steigen angesichts dessen, was mich erwartet. Endlich holt mich Joachim ab und ich stehe vor dem fertigen Plakat. Ich muss schlucken. Ein Bild mit einem selbstgemalten Rollator, auf dem mein Autokennzeichen und der Name des Lebensmitteldiscounters Rewe mit Unterschriften von Joachim und Stefan zu erkennen ist. Dieses Kunstwerk klebt rechts oben auf den Flipchart pad. Ich bin überwältigt und muss lachen. Meine Jungs, Joachim und Stefan, sehen mich in Gedanken im Alter meinen Rollator im Supermarkt schiebend anderen Menschen zwecks meiner Ungeduld auf die Hacken zu fahren. Jeder schreibt wahllos, wie er mich sieht und was er mir wünscht. Ich gebe es unzensiert wieder und fange links oben an:

„Liebe Karin, so sehen wir dich:

- *Ein dufter Mensch mit dem Herz am rechten Fleck*
- *Powerfrau, Powerhandballerin*
- *fürsorglich + sehr lieb*
- *Mut Gefühle zu zeigen*
- *kann lange schwingen*

- *Powerschwingerin mit Bruce Lee Kampfschrei*
- *liebenswert und viel lachend und eine frohe „Spieler-natur"*
- *Definition von „Ungeduld"*
- *heiter und beschwingt*
- *ehrlich, einfühlsam, verständnisvoll*
- *ansteckend mit deiner positiven Ausstrahlung*
- *meißelt ein weiches, sensibles Herz in kalten Stein*
- *guter Zuhörer und Beobachter*
- *Unternehmungslustig + aktiv !*

Wir wünschen dir:

- *Mut NEIN zu sagen*
- *viel Zeit für dich selbst und innere Ruhe*
- *Mut für Gefühle*
- *viel Gesundheit und Liebe*
- *Verantwortung abzugeben*
- *sportliche Erfolge und Kondition*
- *weniger Arbeit/Stress + dafür mehr Lebensqualität*
- *einen Bestseller*
- *jeden Tag viel Grund zum Lachen!*
- *warme, herzliche Umarmungen*
- *viel Spaß beim Reisen*
- *viele Enkel(innen)*

Unterschriften: Tobias, 2 Stefane, Joachim, Bettina, Ralf, Korana, Helga".

Nach dieser geballten Ladung an Gefühlen herrscht einige Minuten beharrliches Schweigen. Ich spüre die Melancholie, die sich im Raum ausbreitet. Noch nie habe ich so viel Herzlichkeit und Wehmut erlebt. Als ich mich wieder im Griff habe, bedanke ich mich bei der ganzen Gruppe und drücke meine große Freude aus. Ich bedanke mich auch bei Herrn Wenz für seine Einfühlsamkeit und wie er die Therapie stets in die richtige Bahn gelenkt hat. Nach der Pause wird Ralf mündlich verabschiedet. Ich stelle ihm einen Stuhl in die Mitte. Er bekommt von jedem ein positives Feedback. Ich sage ihm, dass es mich traurig stimmt, dass er noch nicht gesund genug ist um beschwerdefrei nach Hause fahren zu können. Außerdem lege ich ihm nahe seine Ziele nicht zu hoch zu stecken. Sein lautes, erfrischendes Lachen wird mir fehlen. Ich wünsche ihm alles Liebe und Gute. Am Ende fühlen alle ein wenig Herzschmerz.

Burghard kommt mir entgegen und fragt, ob ich kurz Zeit habe. Er gibt mir ein Geschenk mit einer Karte auf der ein Stück Kuchen mit Sahne abgebildet ist und seinem Text, den er mit verschiedenen Buntstiften geschrieben hat:

„Zur Erinnerung an eine wirklich GESUNDE Zeit Burghard"

Beim Öffnen des Päckchens habe ich die Worte verstanden. Es ist ein Buch mit über 100 Salatrezepten. Im Laufe der Wochen hat er mitbekommen, dass ich mittags und abends Karottensalat und überhaupt viel Salat esse. Ich spüre schon wieder kleine Hüpfer in der Bauchgegend über so viel Beobachtungsgabe mir angetaner Menschen. Mit gemischten Gefühlen fange ich an meine Koffer zu packen und viele Karten für liebe

Menschen, Therapeuten und Ärzte zu schreiben. Stefan, Lissa und ich melden uns zum letzten Kettenbastelkurs, der heute Abend stattfindet, an. Es macht ungeheuren Spaß, obwohl ich feststelle, dass meine Konzentration und meine innere Ruhe beim zweiten Schmuckteil, einem Armband, rapide nachlässt. Stefan hingegen ist voller Elan, fertigt eine Kette für seine Frau und eine für seine Tochter. Die fertiggestellten Schmuckstücke gefallen uns so gut, dass es die Geduldsprobe für mich wert war.

Obwohl es schon nach 21.00 Uhr ist, legen meine Jungs noch Wert darauf mit uns Karten zu spielen. Ich gehe sehr spät zu Bett und kann vor Aufregung über die morgige Ankunft meines Mannes kaum schlafen.

16.2., Dienstag

Nach einer kurzen Nacht und der letzten Blutentnahme gehe ich gemütlich zum Frühstücken. Ich genieße das Alleinsein. Mit meiner Gruppe, die in der Regel später erscheint, bleibe ich, wie immer, lange am Frühstückstisch sitzen. Das letzte Mal gehe ich zur Bewegungstherapie, in der ich einen Übungswunsch äußern darf. Ohne lange zu überlegen möchte ich die erlernten visuellen Kampfsportarten mit lautem Schreien wiederholen. Ausgeglichen in Schweiß gebadet laufe ich direkt zu Herrn Wenz. Das Entlassungsgespräch verläuft ohne neue Erkenntnisse. Die Auswertung meines Fragebogens hat folgendes ergeben:

Bei der Anfkunft:

Depressionsgrad: schwer (29 Punkte)
Somatisierung: hoch (18 Punkte)
Depressivität: gering (14 Punkte)
Ängstlichkeit: hoch (16 Punkte)

Bei der Abreise:

Depressionsgrad: keine
Somatisierung: gering (8 Punkte)
Depressivität: minimal (8 Punkte)
Ängstlichkeit: gering (7 Punkte)

Ich gebe Herrn Wenz ein kleines Abschiedsgeschenk mit einer Karte, auf der nachfolgender Spruch steht:

„Das Tragische an jeder Erfahrung ist, dass man sie erst macht, nachdem man sie gebraucht hätte. (F.W. Nietsche)"

Auf der Rückseite bin ich mutig und schreibe

„Lieber Hartmunt Wenz,
für Ihr aufmerksames Zuhören, für Ihre einfühlsame Art mit mir zu reden, für Ihre gütigen Augen, die in mein Herz schauen, für Ihre Hilfsbereitschaft über Ihre Arbeitszeit hinaus, sage ich mit der Innbrust meiner Gefühle DANKE.
Für mich sind Sie ein Knuddelbär, den ich einfach gerne habe. Ich wünsche Ihnen Gesundheit und viele Sonnenstrahlen im Kreise Ihrer Familie.
Ciao"

Das Abschlussgespräch mit Frau Dr. Pater fällt positiv aus. Meine Cholesterinwerte sind gesunken. Diese sollten aber mit meinem Hausarzt noch besprochen und überprüft werden. Sie fragt mich nach meinem Appetit, den ich seit ein paar Tagen vermehrt verspüre, sogar richtig Hunger habe. Es liegt an dem neuen abendlich einzunehmenden Antidepressiva, das mich besser schlafen lässt. Der Nachteil ist aufgrund seiner Wirkstoffe eine Gewichtszunahme. Ich beschließe sofort, dieses Präparat nicht mehr zu nehmen. Ich habe nur durch regelmäßiges Essen, Disziplin und Sport fünf Kilo abgenommen und fühle mich damit sehr wohl. Ich konnte meinen Kleidungsstil in eine jugendlichere Richtung, was mir sehr gut steht, ändern. Mein Aussehen ist frischer geworden und mein Lachen ansteckend. Dies höre ich von vielen Mitpatienten, die mich darum beneiden. Wenn ich mir das Foto bei meiner Ankunft auf der Krankenakte anschaue, möchte ich das Erreichte nie mehr aufs Spiel setzen. Abschließend erzähle ich von dem morgen stattfindenden Gespräch zwischen meinem Mann und Herrn Wenz. Sie legt mir nahe, da es schließlich um mich ginge, dabei zu sein. Sie findet das wichtig, auch um eventuelle Missverständnisse gleich vor Ort ausräumen zu können. Ich gebe ihr recht und äußere dies meinem Mann gegenüber, der ursprünglich alleine mit Herrn Wenz reden wollte. Nach kurzem Zögern stimmt er meinem Wunsch zu. Nach der Überreichung meines Abschiedsgeschenks für meine seit 13 Wochen begleitende Ärztin, gehe ich zu ihrer Vertretung. Auch sie erhält ein kleines Geschenk mit einer persönlichen Karte.

Ich reiche ihr die Hand, sie legt die Arme um mich und drückt mich herzlich, wünscht mir alles Gute und gibt mir Energie mit für meinen Weg. Ich bin überrascht und erstaunt über so viel ärztlicher Wärme. Als sie zu mir sagt, dass ich ein guter Mensch wäre, spüre ich ein leichtes Brennen in meinen Augen.

Ein anstrengender Tag.

Auch die Co-Therapeuten und Reinigungskräfte habe ich nicht vergessen. Das letzte Mittagessen nehme ich mit gemischten Gefühlen zu mir. Danach darf ich zusätzlich, um meinen Kartenhalter fertig zu stellen, nochmals an der Kunsttherapie teilnehmen. Auf dem Weg über die Cafeteria sehe ich Burghard sitzen. Er kommt auf mich zu, bestaunt meine Werke, die ich in den Händen trage, und stellt mich seiner Frau vor. Es ist ein komisches Gefühl, da mein Mann auch in Kürze eintreffen wird, mit dem kommenden realen Leben ein Stück weit konfrontiert zu werden.

Ich schaffe es nicht die Sachen in meinem Zimmer einzupacken. Ich bin unkonzentriert und ziehe es vor, da ich heute noch nicht an der Luft war, durch die Drehtür der Klinik ins Freie zu gehen. Es ist kalt. Ich schaue die Straße entlang und kann unser Auto auf einem der vielen Parkplätze erkennen. Mein Mann kommt mit einer leeren Tasche auf mich zu. Wir fallen uns in die Arme. Ich spüre seine Freude, sein Verlangen mich wieder zu sehen. Ich spüre nichts. Was ist los? Sehr erschrocken, mir nichts anmerken zu lassen, gehen wir auf mein Zimmer, um nur kurze Zeit später einen letzten Cappuccino in unserer Cafeteria zu trinken. Wir reden Belangloses. Alles ist fremd und doch nah. Ich sehe das Glänzen in seinen Augen. Er sieht mich bewundernd an. Ich bin enttäuscht, dass er nicht beim Friseur war, obwohl ich mir das so sehr gewünscht hatte. So lege ich ihm nahe dies heute noch nachzuholen. Es ist kurz vor 16.00 Uhr und der Familientermin bei meinem Bezugstherapeuten steht an. Wieder treffen wir Burghard mit seiner Frau, die dasselbe vorhaben.

Herr Wenz, der überrascht ist, dass ich bei dem Gespräch doch dabei sein möchte, begrüßt meinen Mann. Ich setze mich gegenüber und bleibe still. Mein Mann fragt, wie viele unangenehme Belastungen ich vertragen kann und ob er mich wie ein rohes Ei behandeln soll. Ich fühle einen Faustschlag angesichts der anstehenden Probleme in meiner Brust. Lautlose Tränen laufen mir über das Gesicht. Herr Wenz beobachtet mich. Nach einer gewissen Zeit fragt er zu mir gewandt, ob es noch geht. Ich versuche meinen momentanen Zustand zu erklären, es fehlen mir jedoch die Worte. Ich sage, dass ich mit dem Gedanken gespielt habe, den Raum zu verlassen, aber mein Verstand sagt mir hier zu bleiben. Er kann mich verstehen. Zu meinem Mann hinschauend beteuert er, dass ich kein rohes Ei bin. Ich hätte ein gutes Einschätzungsvermögen und wäre mir meines Handelns bewusst. Negativen Belastungen ausgesetzt zu sein sei noch ein bisschen früh. Ich brauche einfach noch Zeit, die ich mir auch geben möchte. Ich solle mir mehr Freiräume schaffen, meine kreative Ader mehr in den Vordergrund stellen. Sport, der mir sehr viel Freude bereitete, sollte auch an vorderer Stelle stehen. Das Gespräch verläuft insgesamt gut. Ich schnappe meinen Mann, um mit ihm zum Friseur zu gehen. Wir spazieren ein letztes Mal in die Stadt. Ich nehme innerlich Abschied. Es ist Zeit zum letzten Abendessen, das mir im Moment mit meiner Gruppe einzunehmen wichtiger ist als alles andere. Mit schlechtem Gewissen lasse ich meinen Mann den größten Teil der Koffer und Taschen zum Auto tragen. Es ist mir mehr als Recht, dass er danach direkt weiter zu seinem Bruder fährt, bei dem er übernachten kann. Zur Abschiedsfeier von Lissa, Burghard und mir will ich ihn nicht dabei haben. Er versteht das. Ich möchte ein letztes Mal mit meinen lieben Freunden zusammen sein.

Statt dem alkoholfreien Bier trinke ich heute richtiges, um meine Wehmut zu dämpfen. Burghard verteilt magische Würfel und Lissa liest unser Gedicht für Stefan und Joachim vor:

„Für unsere Freunde Joachim und Stefan ein Gedicht:

Früh am Morgen Stefan eilt,
während Jo in der Kiste weilt.
Zum ersten Treff am Frühstückstisch,
steht Obstsalat noch gartenfrisch.
Zur Visite pünktlich um neun,
kann sich Jo auch nicht erfreun,

seine Zeit ist mehr die Nacht,
denn dann ist er erst aufgewacht.
Hingegen Stefan sportlich elegant,
in Adidas und wortgewandt.
Den Stepper neu für sich entdeckt,
für die Figur hat er Blut geleckt,
strampelt, schwitzt sich einen ab
und hält uns alle schön auf Trapp.
Unermüdlich mit den Stecken
geht er zu Jo um ihn zu wecken.
Der gute Jo will mehr Genuss,
beim Essen, Trinken und beim Kuss.
Vom Teppichboden, der arme Jo,
macht mit Duplo seine Expo.
Da sind wir beide stolz und froh,
wie die Möpse im Haferstroh.
Am Wochenende ist Schlemmertag,
Rumpsteak, Bratkartoffeln, Waffeln, ohne Frag,
verdrückt er pfundweis ohne Pause
und abends noch ne große Jause.
Dagegen Stefan mit dem Kinderteller,
ist mit dem Gewicht total im Keller.
Doch sein Gefühl in Krisenzeiten,
uns durch die Hochs und Tiefs begleiten,
spürt man Stefans großes Herz,
ob Lachen, Weinen oder Schmerz.
Joachim mit dem BMW
zeigt Heimat und den Edersee.
Aus Schloss Waldeck in der Folterkammer,
hört man förmlich das Gejammer.
Wir sahn uns schon als Folterknechte,
einzufordern unsre Rechte.

Jeden Abend, kurz nach sieben,

werden wir in den 1. Stock getrieben,
wo Stefan schon den Tisch bewacht,
für eine heiße Spielenacht.
Wenn Männer brüten bei jedem Zug,
vergehen Stunden wie im Flug.
Für Essen, Trinken, Pipimachen,
Eisbonbons und leckre Sachen,
sorgen wir in dieser Zeit,
mit „verzweifelter" Heiterkeit.
Ohne Rast und ohne Ruh,
fallen uns die Augen zu.
Das Spiel es endet prompt,
wenn um die Ecke die Nachtschwester kommt,
denn jeder geht dann brav ins Bett,
ach, wie wars heut wieder nett.
Wie sehr wir Euch schon jetzt vermissen,
zum Abschied wir die Fahne hissen.
Lebt wohl, good bye, auf Wiedersehen,
Lissa und Karina müssen nach Hause gehen."

Unser Gedicht endet mit begeistertem Klatschen. Dann lese ich, wie ich ankündige, nicht lustige Verse für Lissa vor:

„Meiner liebsten Lissa zum Abschied – 16.2.2010

Meine liebe Lissa,
ich freu mich wenn ich Dich seh,
bin traurig, wenn ich geh.
Es ist der Lauf des Lebens
und nichts was Du tust ist vergebens.
Nutze die Zeit, Du hast viel gelernt,
bist zur Vollkommenheit nicht weit entfernt.

Schau nur nach vorn, schau nicht zurück,
das ist der erste Schritt zum Glück.
Versüß den Alltag mit Schokolade
sonst wird Dein Leben traurig und fade.
Sag „nein" zu all den vielen Fallen,
die auf Dich hernieder knallen.
Schieb sie weg die Wolken, die grauen,
die auf Dich herunter schauen,
vernichte Gedanken die plagen
und Dir nur Schlechtes sagen.
Seh immer das Positive in Dir,
verteidige stets Dein Revier,
dann wirst Du sehn wohin das führt
vor allem wie Dein Partner es spürt.
Schöne Gefühle die sind nie verkehrt,
lassen Dich strahlen, machen begehrt,
sie gehören zu Dir wie Dein Lachen, Dein Weinen
auch wenn andere etwas anderes meinen.
Bleib stark, sag nicht immer ja,
Du bist wichtig, Du bist richtig, Du bist da.

Deine allerbeste Freundin Karina."

Lissa weint vor Rührung und Freude. Ein gelungenes schönes Fest geht zu Ende. Pünktlich um 22.30 Uhr sind wir wieder in der Klinik. Unser 4-er Blatt, Joachim, Stefan und Lissa gehen mit auf mein Zimmer. Dort erhalten die zwei Jungs und Lissa Geschenke und Karten. Von Lissa bekomme ich ein paar hübsch-hässliche schmal geschnittene Hauspantöffelchen mit leichtem Absatz und fürchterlichem hellrosa Plüsch und Playboy-Häschen oben drauf. Wir lachen uns alle schlapp, da ich ja nur

14 Paar Schuhe mitgenommen habe. Bis nach Mitternacht sitzen wir noch zusammen. Als alle von mir gegangen sind, fange ich heftig an zu weinen. Ich bin verzweifelt und weiß nicht, was ich machen soll. Immer wieder greife ich zum Handy und lege es wieder hin. Schließlich klingle ich meinen Mann, für den ich immer noch keine Gefühle empfinde, an. Umgehend erhalte ich einen Rückruf. Tatsächlich, er ist noch auf. Er hört, dass ich traurig bin. Ich schäme mich. Er ist so einfühlsam und tröstet mich. Es hat gut getan seine Stimme zu hören. Ans Einschlafen ist jedoch nicht mehr zu denken.

16. Kapitel

Abschied

18.02., Mittwoch

Nach drei Stunden Schlaf wache ich um 6.00 Uhr auf. Mein Zimmer, das ich heute spätestens um 9.00 Uhr verlassen muss, sieht immer noch sehr unaufgeräumt aus. Ich mache mich schick, schminke meine rotge-weinten geschwollenen Augen kräftig und gehe ein letztes Mal in den Speisesaal. Gut, dass ich eine Zeit lang alleine am Tisch sitze. Burghard, der nicht mehr zur letzten Visite kommen möchte, erscheint. Wir verab-schieden uns kurz und herzlich. Wieder ist mir nach Wei-nen zumute. Nach und nach gesellen sich meine Freunde zu mir. Immer wieder füllen sich meine Augen mit Tränen. Viele meiner Mitpatienten umarmen mich und wünschen mir alles Gute. Kerstin und Linda singen mir zu Ehren ein suahelisches Kinderlied, das auf die Melodie von Sum, sum, sum, Bienchen sum herum lau-tet:

„Sum, sum, sum, eh mama nyuki liawe, unaruka kutafuta, na zuri ladha, sum, sum, sum, eh mama nyuki liawe."

dies hört auch mein Mann, der inzwischen eingetroffen ist. Ich bin gerührt und gehe mit ihm auf mein Zimmer, in dem immer noch totales Chaos herrscht. Es ist mitt-lerweile kurz vor neun. Vor lauter Aufregung bekomme ich nichts mehr auf die Reihe. Wie gut, dass ich so einen guten Mann habe, der meine restlichen Sachen in aller Ruhe einpackt, während ich zur Visite gehe. Der letzte Weg, die letzte Verabschiedung in der Runde. Herr Wenz sagt ein paar liebe Worte über mich und gibt mir das

Motto von Sandra mit auf den Weg: „Stelle dich dem Leben." Dann geht die Reihe an mich. Aus Verlegenheit bringe ich erst einmal Heiterkeit an den Tag in dem ich sage: „Auf meinem Spickzettel steht „bedanken". Alle lachen. Ich bedanke mich bei allen Ärzten, Therapeuten, Mitpatienten und allen Angestellten der Klinik, die dazu beigetragen haben mir das Leben zu erleichtern. Ich erwähne den Dank an meine lieben Freunde. Ich habe in der Zeit, in der ich hier verweilen durfte, mehr erreicht als ich mir je erhofft hatte. Ich füge noch an, dass ich bis gestern früh noch gedacht hätte, stark zu sein, mir aber im Moment nicht mehr sicher bin, ob ich es wirklich bin. Dann lese ich mit zitternder Stimme das Vorwort aus meinem Buch vor. Begeistertes Klatschen, dann eine kurze Zeit der Ruhe und Besinnung. Ich wollte bewusst, dass die Menschen, die mich hauptsächlich lachend und Blödsinn machend kennen und schätzen gelernt haben, auch meine andere, meine nie mehr erwünschenswerte düstere Seite erfahren. Meine Co-Therapeutin Frau Acker kommt auf mich zu, umarmt mich und sagt, dass man die Gefühle nicht besser in Worte hätte fassen können. Sie meint, wenn der Rest meines Buches genau so geschrieben wäre, würde einem Bestseller nichts mehr im Wege stehen. Sie fragt mich, ob sie eine Kopie meines von Hand geschriebenen DIN A 4 Blattes bekommen könnte. Ich schreibe kurz den Buchtitel und mein Pseudonym darauf und gebe ihr den Text, der auf dem PC abgespeichert ist. Joachim kommt auf mich zu, nimmt meine Hände und sagt mir liebe, gute Dinge und dass ich alles langsam angehen soll. Dabei drückt er mir ein paar Hustenbonbons in die Hand. Als nächster ist Stefan dran, der mich auch ganz fest in die Arme nimmt. Helga, die erst seit kurzem da ist, sagt, dass sie meine Kondition und meine Stärke bewundert. Korana freut sich mich kennen gelernt zu haben und wird beim „Bambus" an mich denken. Auch Tobias, der seit drei Wochen in der Klinik weilt, sagt mir schöne Worte und gibt mir gute Wünsche. Als sich alle verabschiedet haben, ist nur noch Herr Wenz im Raum. Er übergibt mir den vorläufigen Entlassungsbericht. Ich reiche ihm die Hand. Er fragt, ob er mich in den Arm nehmen darf. Ich bin sehr erfreut und stimme natürlich sofort zu. Draußen wartet Joachim und geht mit mir den letzten Weg zu meinem Mann, der am Ausgang wartet. Ich erfahre, dass Jerome mir zum Abschied trommeln wollte, aber aus Termingründen nicht mehr so lange warten konnte.

Die Heimreise

Ich verlasse mit dem liebsten Menschen, meinem Mann, das Klinikgebäude. Die Sonne scheint, der Schnee glitzert und das Auto ist kalt. Mein Herz weint. Ich werfe einen letzten Blick zurück. Immer weiter liegt mein vielwöchiges „Zu Hause" hinter mir. Eine Stunde des Schweigens. Ich bin nicht in der Lage zu reden. Alles schmerzt, eine Wehmut, eine Schwermut liegt in der Luft, eine Reise ins ungewisse Fremde und doch Vertraute. Ein schwer zu beschreibendes Gefühl. Eine unendliche Leere. Ich schaue in die Landschaft, ich sehe nicht was ich sehe, meine Gedanken sind bei meinen vielen Freunden. Auch wenn es weh tut, es ist richtig zu gehen. Ich habe alles erreicht.

Ich bin mir nicht mehr sicher, meine Schwiegermutter und die Schwester meines Mannes, an denen unser Weg vorbeiführt, zu besuchen. Mein Verstand nimmt mir die Entscheidung ab. Wir kaufen unterwegs Kuchen und klingeln kurze Zeit später an der Tür. Angstvoll betrete ich das Haus. Eine eisige menschliche Kälte schlägt mir entgegen. Noch nie habe ich einen Besuch mit einem derartig unangenehmen Gefühl empfunden. Ich habe nichts zu sagen. Ich sitze und schweige. Aus Verlegenheit rede ich Nichtssagendes. Das einzige was ich gefragt werde ist, ob ich, da ich so braun bin, auf der Sonnenbank gelegen hätte. Ich erkläre, dass die tägliche Menge an Karottensalat seine Wirkung zum Ausdruck gebracht hat. Warum muss ich mich rechtfertigen? Mein Mann merkt mir mein Unbehagen an und wir verabschieden uns. Wieder befinde ich mich im Auto mit einem Gefühl der Ausgestoßenheit. Ich denke, dass es an der Unsicherheit meiner Verwandten liegt sich mir gegenüber so zu verhalten. Trotzdem kann mich der Gedanke nicht trösten. Der nächste Weg führt zum Bruder meines Mannes, der mit seiner Familie nur drei Kilometer weiter wohnt. Auch hier verspüre ich großes Unbehagen. Meine Schwägerin will gerade den Kaffeetisch decken, da füllen sie meine Augen mit Tränen. Sie nimmt mich einfach in den Arm und ich fange an zu schluchzen. Ich weine, sie weint. Ich spüre plötzlich wieder menschliche Wärme. Trotzdem brechen wir den Besuch ab und fahren nur mit einer Unterbrechung auf der Autobahn nach Hause. Unser zu Hause. Immer wieder berührt mein Mann während des Fahrens meine Hand. Er ist herzlich, zart und sehr sehr liebevoll. Für sein Feingefühl bin ich ihm unendlich dankbar, obwohl ich meine Gefühle noch nicht zuordnen kann. Wir erreichen am Nachmittag unseren Zielort. Als ich unsere Wohnung betrete, traue ich kaum meinen Augen. Alles glänzt, ein riesiger gelber Tulpenstrauß mit weißen Freesien steht auf dem Tisch. Überall sind Windlichter aufgestellt. Zwei Schalen mit Obst stehen in der Küche. Ich finde einen Umschlag von meinen Kindern mit schön geschriebenen Zeilen und der Überschrift: „Halte Durch" mit dem Liedtext von Xavier Naidoo. Das Schlafzimmer ist im frischen hellen Grün gestrichen. Ich falle aus allen Wolken als ich das neue Bett sehe. Ich schlucke und schluchze. „Danke" war alles was ich sagen konnte. Immer wieder nimmt mich mein Mann in die Arme. Ich sehe ein Leuchten und spüre seine unendliche Freude. Ich bin wieder da. Endlich sind meine Gefühle zurückgekehrt und ich habe Schmetterlinge in meinem Bauch. Zur Begrüßung trinken wir den Champagner, den uns unsere Tochter uns zu Weihnachten für Silvester geschenkt hat. Mit Herzklopfen und einem starken Verlangen nach körperlicher Nähe endet der Abend.

17. Kapitel

Der erste Tag zu Hause

Ich habe über zehn Stunden geschlafen. Ein Schlaf, der mir im letzten viertel Jahr sehr oft gefehlt hat. Mein Mann hat sich, um mit mir den ganzen Tag alleine sein zu können, frei genommen. Wir frühstücken zusammen und essen fischen Obstsalat. Er möchte mich zu meinem neuen Psychologen, bei dem ich heute Vormittag einen Termin bekommen habe, fahren. Ich stelle mich kurz vor und beschreibe die aktuellen Probleme. Der erste Eindruck ist nicht schlecht. Ein seriös wirkender ruhiger Mann gibt mir einen Fragebogen mit, den ich in Ruhe, ohne Stress ausfühlen soll. Danach vereinbaren wir den nächsten Termin. Anschließend fahren wir in die entgegengesetzte Richtung, um bei meinem Psychiater Rezept und Krankmeldung abzuholen. Dieses Mal betrete ich das Wartezimmer ohne mir Gedanken zu machen, warum es Menschen zu einem Psychiater treibt. Die Luft ist zum Schneiden und ich frage in den halb besetzten Raum, ob ich ein Fenster öffnen könne. Ohne die Reaktion abzuwarten komme ich meinem Drang nach Luftaustausch nach. Heute sehen die wartenden Patienten anders, irgendwie normal aus. Waren es Vorurteile, die mich vor vier Monaten in derselben Praxis begleiteten? Ich weiß es nicht. Geraden Ganges folge ich dem Psychiater in das Sprechzimmer. Er schaut mich an, liest den Entlassungsbericht und fragt mich, wie es mir geht. Ich antworte ihm, dass mir der Aufenthalt in der Klinik sehr viel gebracht hat, ich aber noch sehr durcheinander bin, mich erschöpft und müde fühle. Er legt mir Nahe, mir genügend Zeit zur Regeneration zu geben und schreibt mich weitere drei Wochen krank.

Ich kann sogar ein Lächeln auf seinen Lippen erkennen, als ich ihm sage, dass ich nach der einst schweren Diagnose jetzt zuversichtlich bin. Der Mann, den ich als kleineren, etwas ergrauten, mit weißem Kittel bekleideten Mann und psychisch kranker Stimme wahrgenommen hatte, ist plötzlich zu einem anderen Wesen mutiert. Ich glaube er hat sich ehrlich über meinen Erfolg gefreut. Eine innere Ruhe begleitet mich beim Verlassen des Zimmers. Auf dem Weg zum Auto kaufe ich mir eine neue Jeans. Voller Stolz packe ich die Hose, die jetzt zwei Nummern kleiner ist, ein. Zu Hause angekommen fallen mir die Augen zu und ich schnarche im Sessel. Mein Mann lässt mich schlafen und legt sich, da auch er sehr müde ist, ins Bett. Kurz vor der Dunkelheit gehen wir noch eine kleine Runde spazieren.

Auf dem Rückweg sehe ich das Auto meines Sohnes vor der Tür stehen. Voller Freude betrete ich unsere Wohnung und rufe nach ihm. Nichts zu sehen. Als ich mich um die Ecke bewege stehen alle meine Kinder mit ihren Partnern in einer Reihe vor mir. Ich bin sprachlos und falle ihnen vor Freude um den Hals. Meine Tochter ist mit ihrem Freund extra nach der Arbeit 50 km gefahren, um mich zu sehen. Meine schwangere Schwiegertochter, die zwei Wochen vor der Niederkunft ist, steht mit dickem Bauch vor mir. Auf dem Tisch sind zwei Bleche mit selbstgemachten Pizzen und belegten Broten aufgebaut. Eine Kiste mit Geschenken lacht mir entgegen. Der Inhalt besteht aus einer Teekanne, Tee, Teegebäck, Teelichtern und einer großen blauen Teetasse mit Untersetzer. Ich bin überwältigt von der Aktion meiner Kinder. Ein kleines Büchlein in einem winzigen Tütchen mit dem Titel: „Das Leben ist wunderbar" mit der Widmung für Mama von Mirja, Fabian, Anika und Miki, liegt auf dem Tisch:

„Auch eine Reise von tausend Meilen beginnt mit dem ersten Schritt, und Wege entstehen nur indem wir sie gehen."

Ich finde darin Sprüche wie:

„Das Ziel des Lebens ist das Leben selbst" (Bernulf Kanitscheider)

„Fang jetzt an zu leben und zähle jeden Tag als ein Leben für sich"(Lucius Annaeus Seneca)

„Was wäre das Leben, hätten wir nicht den Mut, etwas zu riskieren" (Vincent van Gogh).

18. Kapitel

Der zweite Tag zu Hause

19.2., Freitag

Meine Erschöpfung macht sich in meinem Schlaf bemerkbar. Nach über neun Stunden mit zahlreichen Berührungen von meinem Mann in der Nacht, wache ich auf und höre, dass er im Wohnzimmer ist. Nur deshalb kann ich mich aufraffen aufzustehen. Ich verabschiede mich und winke ihm vom Fenster aus nach, bis er verschwunden ist. Die Arbeit ruft. Zwischen meinen unausgepackten Koffern und Taschen sitze ich am PC und schreibe. Immer wieder fange ich, wenn ich die letzten Tage Revue passieren lasse, an zu weinen. Lissa, die mich versteht, da es ihr genauso geht, ruft mich an. Ich freue mich und möchte den Kontakt nicht abreißen lassen. Wir sind beide der Meinung, dass ein Außenstehender unsere Klinikzeit nie verstehen kann.

Ich sammle alle Karten, die ich von meinen Lieben bekommen habe, zusammen. Es ist mir ein Bedürfnis diese nachfolgend unzensiert wiederzugeben. Ein Kommentar hierzu ist überflüssig.

„Liebe Karina!
In Dir habe ich hier eine neue Freundin gefunden. Wir haben so vieles miteinander geteilt: Erscht a mol des Schwäbische nadlerlich, Tränen, Lachen, viele Gefühle aller Art, wir sind durch Spiel- und andere Höllen getrieben.
Ich hab Dich einfach gern und werde Dich in meinem Herzen mitnehmen.
Lass Dich zuhause verwöhnen und nimm die Dinge, die da vielleicht warten, nicht zu schwer.

Nimm die schönen und wertvollen Dinge von hier mit und lasse sie zuhause noch wirken und genieße noch in der Erinnerung.
Alles Liebe von Deiner Freundin Lissa"

Ich bin gerührt.

Es folgen die Zeilen von Linda, mit der ich weniger Zeit verbracht habe:

"Liebe Karina, (+ ein gemaltes Blümchen)
es war mir eine Freude, ja ein richtiges Vergnügen mit Dir auf dem Hochsitz über die Felder zu jodeln, den schneebedeckten Berg hinauf zu keuchen und dabei über Deine Witzeleien lachen zu müssen, Dir beim Obst schnippeln zu zusehen und gleichzeitig Deinen Esprit zu unserem Tisch rüberschwappen zu fühlen.
Ich habe Dich als lebendige Frau mit viel Feingefühl erlebt, voller Geist und Witz, Ehrlichkeit und Geradlinigkeit.
Ich wünsche Dir bei Deinem Buchprojekt viel Erfolg und mit meinem Geschenk eine Begleitung während der Denkphasen.
Ich wünsche Dir, dass Du mit Deiner Energie gut haushaltest und Dir Zeit und Muße gönnst - auch in Zukunft!
Alles Liebe von Linda"

Von meiner lieben Sandra, die mir vor Ihrem Abschied eine Karte vor die Türe legte, auf der eine Feder abgebildet ist, mit den Worten: Sei gut zu dir. Sie schreibt:

„Liebe Karina
diese Karte habe ich gelesen und zack - an dich gedacht. Es war schön zu sehen, wie du nach und nach dein „Herz" ge-öffnet hast! Mit jedem „meißeln", „hämmern" und „sägen" habe ich mehr Gefühle an dir gesehen und ich kann nur sagen: Toll, dass du so mutig warst!
Ich wünsche dir von Herzen alles Liebe für dich, deiner Familie und Spaß bei den vielen Reisen.
Ich drück dich! (was sonst!?!) Sandra"

Von Kerstin, die noch in der Klinik verweilt, erhalte ich diese Zeilen:

„Liebe Karina,
es war toll Dich kennen und schätzen zu lernen. Zwei Situatio-nen habe ich vor Augen.
1. Als wir uns in trüber Stimmung am Wasserspender trafen,
2. Als Du mir mit einem Lächeln Dein Herz in der Tanztherapie gereicht hast.
Zwei sehr gefühlvolle Momente. Du hast ein tolles Herz.
Alles Gute! Kerstin"

Es ist Wochenanfang, Montag früh, und ich bin traurig. Traurig beim Aufstehen, da ich noch nicht weiß, wie ich meinen Tag gestalte. Traurig beim Frühstücken. Ich fühle mich sehr einsam und alleine. Keiner der mich aufmun-tert, niemand da, den ich aufmuntern kann. Mein klei-dermäßiger Aufzug ist einfach, es sieht mich keiner. Es schmeckt mir nicht, ich habe keinen Appetit. Trotzdem frühstücke ich. Ich habe mir das für die Zukunft fest vor-genommen. Ich esse unlustig zwei Toastbrote mit Le-berwurst, die ich in meinem vorigen Zuhause auch so gerne gegessen habe und bereite mir einen Obstsalat zu. Meine Teesorte Anis-Fenchel-Kümmel, den mir mein Mann in meine Schublade gelegt hat, soll mein künftiger Begleiter werden. Mir ist bewusst, dass ich meine Vorsätze nicht auf einmal umsetzen kann. Es fällt mir schwer mich zu konzentrieren. Ich habe „Heimweh" nach meiner beschützten Umgebung, nach meinen Freunden, nach der Gesellschaft in den Therapien. Ich weine. Keiner ruft mich an. Die ganze Woche bin ich alleine. Ich fühle mich wie ein Welpe, der Laufen lernt und nicht weiß, wo er entlanggehen soll und immer wieder über seine eigenen Füße stolpert.

Wochenende

Das Wochenende verläuft etwas besser. Ich schlafe täglich meine zehn Stunden und lege mich mittags zum Relaxen nochmals hin. Mein Mann, der sehr erschöpft und müde ist, macht mir Sorgen. Kein Wunder, er hat mich in der ganzen Zeit arbeits- und nervenmäßig vertreten. Seine Sehnsucht nach mir war größer als ich es erwartet hatte. Wir laufen mit Bekannten eine Runde durch die Weinberge. Ich klammere mich angstvoll an meinen Mann. Es dauert sehr lange, bis ich die ersten Worte rede. Ich erzähle sogar ein paar Einzelheiten aus der Klinik, stoße sogar auf Verständnis. Trotzdem komme ich mir wie von einem anderen Planeten vor. Ich glaube nicht, dass mich irgendjemand, der das Klinikleben nicht kennt, verstehen kann.

Ich krame in meinen dürftigen Adressen meiner Freunde und rufe Sandra, die sich sehr über meinen Anruf freut, an. Sie ist bereits über eine Woche zu Hause und kommt auch noch nicht klar. Joachim hat sich schon mehrmals bei mir gemeldet. Er möchte den Kontakt auch nicht abreißen lassen. Heute Nachmittag habe ich mir vorgenommen, allen eine E-Mail in die Klinik zu schreiben.

19. Kapitel

Eine Woche

nach der Klinik

Meine Gedanken sind noch oft bei meinen Freunden, vor allem vor dem Einschlafen. Es sind schöne Gedanken, die mich begleiten und mir den Alltag erleichtern. Ich möchte die Zeit, in der ich glücklich war, nicht mehr missen. Klein-Werner nehme ich, wenn mein Mann schläft, in die Arme. Ein komisches Gefühl zwischen Realität und Vergangenem hin und hergerissen zu sein. Trotzdem merke ich, dass ich wieder zu mir selbst zurück gefunden habe. Ich bin stolz, meinen Zielen täglich näher zu kommen. Ich frühstücke, ich esse zu Mittag, ich habe es geschafft, alleine zu walken, ich lege mich in meinen Sessel und entspanne mit Jennys CD „Progressive Muskelrelaxation", ich nehme wieder an der Rückengymnastik teil, ich habe mich für einen Tai-Chi-Kurs angemeldet, ich bin dabei mein Leben neu zu strukturieren. Mein Haus interessiert mich nicht mehr. Es wird nicht einfach sein in meinem Büro, das sich dort im Dachgeschoss befindet, zu arbeiten. Aber auch das werde ich schaffen.

Morgen ist Donnerstag - **Waffeltag**.

Epilog

Ein Jahr nach der Klinik:

Mein Leben hat sich verändert. Für Außenstehende nicht zu erkennen. Ich bin noch der gleiche Mensch mit guten und schlechten Seiten, nur mit dem Unterschied, mein Gleichgewicht und meine Zufriedenheit wiedergefunden zu haben. Damit dies so bleibt, ist die wichtigste Arbeit bei Anflug einer Depression mich selbst aus dieser zu befreien. Es ist nicht immer einfach, aber es gelingt mir immer öfter.

Mein morgendliches Walken trägt sehr dazu bei und ist zu einem wichtigen Bestandteil meines Tagesablaufs geworden. Das Frühstück, das ich früher mied, schmeckt nach der frischen Luft besonders gut.

Der Morgen beginnt in der Regel ohne Stress und ohne den ständigen Blick auf die Uhr. Trotzdem bin ich oft gegen Mittag sehr müde und habe das Gefühl matt und kraftlos zu sein. Ich zwinge mich immer wieder die Entspannungs-CD von meiner lieben Jenny bewusst anzuhören und mitzumachen.

Ich nehme wieder am Leben teil.

Die wöchentliche Gymnastik stärkt mein körperliches Wohlbefinden. Tai-Chi festigt meine innere Kraft, bringt mir positive Energie und befreit mich von allen negativen Einflüssen. Ich kann loslassen.

Mein Nervenkostüm hat eine, wenn auch dünne, Haut bekommen. Die Belastungsgrenze ist zwar noch sehr niedrig, aber ich habe gelernt mich abzugrenzen und „Stopp" zu sagen. In Stresssituationen signalisiert mir mein Verstand: „Nichts ist wichtig".

Unangenehme Dinge wurden mir lange Zeit von meiner Familie vorenthalten.

Mit dem Gedanken, ich könnte mich nach 6 Monaten um die nicht endend wollenden Anwaltsgeschichten kümmern, begann ich wieder zu agieren. Keine gute Idee, da es mich weit zurück warf und es mir in kürzester Zeit wieder richtig schlecht ging. Auch der verdammte Husten holte mich mit voller Wucht ein. Den totalen Rückfall erlebte ich nur einen Tag nach unserem Sommerurlaub.

In der Hoffnung, der von den Medien empfohlene Rechtsanwalt würde den Rechtsstreit mit der Versicherung endlich beenden, schlug fehl. Es traf mich wie ein Schlag ins Gesicht. Ich konnte die unendliche Enttäuschung einfach nicht mehr wegstecken. Wieder hatte ich den Glauben an die Gerechtigkeit verloren. Alle Versuche, das in der Klinik Gelernte anzuwenden, führten zu nichts. Ich wusste nicht mehr weiter. War ich noch nicht stark genug mit dieser allzu bekannten Situation umzugehen?

Meine Familie sorgte sich sehr. Um sie nicht zu enttäuschen und um wieder auf ein normales Level zu kommen, erhöhte ich die Dosis meiner Antidepressiva. Mit Unterstützung meines Psychologen fühlte ich mich langsam wieder besser.

Die Übungen, die er mir nach jeder Sitzung mitgab, trugen wesentlich dazu bei, mein Bewusstsein besser zu aktivieren, mir vor Augen zu führen, was mich zu erdrücken scheint.

Eine der Übungen heißt „Gepäck abwerfen". So sollte ich mir einen Berg vorstellen, auf den ich mit schwerem Rucksack hinauf gehe. An einer Raststelle sollte ich mich ausruhen und mir überlegen, ob ich das schwere Gebäck weiterhin tragen will. Nach einer Pause kommt ein wunderbares Wesen und gibt mir ein Geschenk.

Meine Gedankengänge waren unglaublich bildlich und intensiv. Beim ersten Mal hatte ich gleich 3 Rucksäcke auf meinem Rücken. Einen kleinen, einen mittleren und einen großen. Der große war so schwer, dass er auf den mittleren drückte und dieser auf den kleinen. Die Gurte, die ich um den Bauch, Rücken und Brust geschnürt hatte, drohten mir die Luft abzuschnüren. Meine Beine, mein Rücken, meine Schultern schmerzten. Ich wollte so nicht mehr weitergehen. Am Rastplatz angekommen warf ich mein Gepäck ab. Den großen, in dem sich die Versicherung ausbreitete und den mittleren, in dem der Brandverursacher sein Unwesen trieb. Ich legte mich in einen Liegestuhl und betrachtete die Berge. Ich fühlte mich frei, verspürte weder Hunger noch Durst, nur unendliche Müdigkeit. Die gute Fee half mir das Gepäck abzuladen und versprach mir mich zu beschützen.

Diese Gedankenspiele wiederholte ich täglich. In der Tat, es ist wie wenn ein Stein zu Boden fällt. Die Last wird wirklich abgeworfen.

Nach weiteren 3 Monaten bin ich soweit, dass ich in Absprache mit meinem Psychiater die Tabletten absetzen bzw. ausschleichen kann.

Wenn sich wieder ein schwarzes Loch vor mir auftut, sehe ich hinein und stelle mir die Frage: „Will ich da hinein? Nein, ich will nicht fallen, ich will mich nicht mehr gehen lassen. Das Loch gibt mir nichts, es ist dunkel und leer."

Ich drehe mich um, schlage eine andere Richtung ein und erinnere mich an meinen Leitspruch: „Lass dich nicht gehen, gehe!"

Das Leben ist eine Herausforderung. Es kommt nur darauf an, diese anzunehmen.

Ich habe wieder gelernt zu kämpfen, zu kämpfen für mein Seelenheil. Meine Werkzeuge sind meine Familie, die mich immer wieder auffängt, meine guten Kontakte zu Gleichgesinnten aus der Klinik und meine Entschlossenheit Maßnahmen zu treffen, um mein Gleichgewicht zu halten. Dies sind oft banale Dinge, wie in die Stadt zu gehen, Kaffee zu trinken, bummeln, Leute zu treffen, versuchen das Leben zu genießen, sich etwas Gutes zu tun, auch wenn es Waffeln mit Sahne sind.

In einer ruhigen Minute stelle ich mir meine Wolke, auf der ich schwebe, vor, fühle Weichheit, Freiheit und Wärme. Ich bin nicht alleine, viele Menschen schweben auf ihrer Wolke vorbei.

Weitere Bücher der Autorin:

Diagnose: Oma
Mit 10 Illustrationen von Kristina Wacker

ISBN 978-3-9814474-0-8
(D) 8,90€   (A) 9,20€

Eine humorvolle und wortwitzige Geschichte mit Erlebnissen und Empfindungen einer werdenden Oma begleiten den Leser mit viel Schwung und Selbstironie durch kurzweilige 10 Monate. Mit einigen Übertreibungen und dem Hang zur Lächerlichkeit wird u.a. das Tun und Handeln der künftigen Großeltern beschrieben. Kein Fettnäpfchen, keine Peinlichkeit wird ausgelassen, was den werdenden Opa so manches Mal explodieren lässt.
Die Krönung ist der Tag, an dem die werdenden Großeltern an die Tür des Kreißsaals klopfen.

Ein ideales Buch zum Verschenken.

www.autorin-krause.de